전남대학병원

제1회 간호직 필기시험 모의고사

KB086299

〈 임상간호학 〉

성 명		생년월일	
시험시간	60분	문 항 수	80문항

〈응시 전 확인 사항〉

○ 문제지의 해당란에 성명과 생년월일을 정확히 기재하십시오.

○ 답안지의 해당란에 성명과 수험번호를 쓰고 답을 정확히 기재하십시오.

SEOWONGAK
(주)서원각

1 다음 중 드레싱의 종류와 그 목적으로 옳지 않은 것은?

① 투명 필름 드레싱은 삼출액이 적은 상처의 1차 드레싱으로 사용된다.

② 하이드로 콜로이드 드레싱은 삼출물을 흡수하며 오염원으로부터 상처를 보호한다.

③ 하이드로 겔 드레싱은 신경 말단을 촉촉하게 하여 통증을 완화시킨다.

④ 알지네이트 드레싱은 상처의 표면에 겔을 형성해 습기를 유지시킨다.

⑤ 폴리우레탄 폼 드레싱은 삼출물 흡수가 목적이며 상처 표면에 수분을 제공한다.

2 항이뇨호르몬 부적절 분비증후군(SIADH) 환자의 특징적 증상으로 옳은 것은?

① 부종   ② 고삼투증

③ GFR 감소   ④ 장 운동 항진

⑤ 저나트륨혈증

3 류마티스 관절염과 골관절염에 대한 설명으로 옳은 것은?

① 류마티스 관절염의 특징은 조조강직으로 아침에 1시간 이상 지속되는 강직 증상이 나타난다.

② 류마티스 관절염은 증상이 비대칭적이다.

③ 류마티스 관절염은 만성적, 비염증성 질환이다.

④ 골관절염의 치료로 염증 제거를 위해 스테로이드를 사용할 수 있다.

⑤ 골관절염은 젊은 여성들에게 호발한다.

4 갑상선 기능저하증 환자에게 Synthyroid를 투여하기 전 간호교육 내용으로 옳은 것은?

① 5년 이상 투약하면 정상이 된다.

② 간 기능 검사를 반드시 해야 한다.

③ 자각증상이 없을 시 투약을 그만둔다.

④ 고지혈증 예방을 위해 단백질 섭취를 줄인다.

⑤ 투약효과를 높이기 위해 일정 시간에 투여한다.

5 다음 중 요로 결석의 위험 요인으로 옳지 않은 것은?

① 결석의 가족력

② 좌식 생활

③ 활동량의 증가

④ 수분 섭취 제한

⑤ 잦은 비뇨기계 감염

6 화학적 화상을 입은 환자에게 우선적으로 시행해야 하는 간호중재는?

① 바로 병원으로 이송한다.

② 우유섭취로 구토를 유발한다.

③ 화상부분의 옷을 잘라내고 벗긴다.

④ 흐르는 물로 화상 부의를 세척한다.

⑤ 찬물을 이용하여 화상부위 온도를 낮춘다.

7 흐린 시야와 두통을 호소하는 환자의 활력징후를 측정하였더니 빈맥이 나타났다. 또한 ABGA상 pH 7.1, HCO_3^- 24mEq/L, PCO_2 140mmHg이 측정되었다. 다음 중 어떤 산, 염기 불균형을 나타낸 것인가?

① 호흡성 알칼리증

② 호흡성 산증

③ 대사성 알칼리증

④ 대사성 산증

⑤ 과산소포화

8 심박수를 증가시키는 요인으로 옳지 않은 것은?

① Digitalis 약물

② 급성통증

③ 갑상샘 기능 항진

④ 출혈

⑤ 단기적인 운동

9 다음 중 혈당 조절에 관여하는 호르몬이 아닌 것은?

① 갑상샘 호르몬

② 카테콜라민

③ ACTH

④ 안지오텐신

⑤ 성장호르몬

10 공기색전증의 증상으로 옳지 않은 것은?

① 호흡곤란   ② 고혈압

③ 빈맥   ④ 청색증

⑤ 의식 저하

11 출혈시간이 지연되고 손발에 경련이 일어나는 등 강직 증상을 나타내는 전해질 불균형으로 옳은 것은?

① 고칼륨혈증

② 고칼슘혈증

③ 고나트륨혈증

④ 저칼륨혈증

⑤ 저칼슘혈증

12 수혈 간호에 대한 설명으로 옳지 않은 것은?

① 이상반응 즉시 수혈을 중단한다.

② 알레르기 반응 과거력 있는 경우 수혈 전 항히스타민제를 투여한다.

③ 혈액은행에서 분출 후 30분 이내에 수혈한다.

④ 첫 15분 동안은 천천히 수혈하며 대상자 반응을 관찰한다.

⑤ 이상반응을 줄이기 위해 19G 미만의 바늘을 사용한다.

13 성숙형태의 악성과립구가 증식하는 형태의 백혈병은?

① 급성 골수성 백혈병

② 급성 림프성 백혈병

③ 만성 골수성 백혈병

④ 만성 림프성 백혈병

⑤ 호지킨 림프종

14 궤양성 대장염에 대한 설명으로 옳지 않은 것은?

① 주 증상은 하루 10 ~ 20회 이상의 출혈을 동반한 설사이다.

② 결장 전체와 대장의 점막과 점막 하에서만 발생하는 질환이다.

③ 좌하복부의 압통, 경련, 통증 등의 증상이 있다.

④ 특징적인 병변은 음와 농양인 염증성 침윤이다.

⑤ 반고형 대변으로 대변에서 악취가 심하거나 지방이 많다.

15 간호 기록 및 보고에 있어서 윤리적 의무에 해당하지 않는 것은?

① 모든 정보는 비밀이 유지되어야 한다.

② 공공장소에서 면담을 진행하면 안 된다.

③ 전화나 구두로 의사소통할 때엔 비공개된 장소에서 해야 한다.

④ 컴퓨터를 이용하여 기록을 관리할 경우 암호를 설정해야 한다.

⑤ 이메일로 의사소통하는 경우엔 비밀문서임을 명시하지 않아도 된다.

16 임종 환자의 일반적인 특성으로 옳지 않은 것은?

① 서맥

② 빈호흡

③ 소변량 감소

④ 혈압 저하

⑤ 실금

17 악성종양이 아닌 것은?

① Carcinoma

② Fibrosarcoma

③ Lymphangioma

④ Endothelioma

⑤ Leukemia

18 유방암 수술 후 간호 관리에 대한 설명으로 옳지 않은 것은?

① 수술한 쪽 팔에 베개를 대어 팔을 약간 올려준다.

② 수술한 쪽의 팔로 무거운 물건을 들지 않도록 한다.

③ 수술 후 림프부종을 예방하기 위해서 팔 운동을 제한한다.

④ 수술한 쪽 팔에 정맥주사를 놓거나 혈압을 측정하지 않는다.

⑤ 수술 후 손이나 팔에 발적 및 부종이 있다면 감염 가능성에 대해 검사해야 한다.

19 6개월 전 초경을 시작한 중학교 2학년 여학생이 심한 월경통증을 호소한다. 검진결과 병리적 소견이 없는 경우 통증의 원인을 묻는 학생에게 간호사의 대답으로 적절한 것은?

① "자궁 내 염증반응에 의해 통증이 발생합니다."

② "옥시토신이 과도하게 분비되어 자궁근 수축이 촉진되어 그렇습니다."

③ "자궁내막의 프로스타글란딘의 과도한 합성으로 자궁근 수축이 촉진되어 그렇습니다."

④ "프로게스테론에 의해 자궁이 이완되어 발생할 수 있습니다."

⑤ "월경 중 자궁경부의 긴장도 완화로 월경혈 배출이 잘 되어 발생합니다."

20 응고기능선별검사에 대한 설명으로 옳지 않은 것은?

① PT(Prothrombin Time)는 항응고제 용량을 결정하며 시약 종류에 따라 차이가 발생하여 INR(International Normalized Ratio)로 전환하여 표준화 한다.

② INR 권장치는 2 ~ 3.5이다.

③ PTT(Partion Thromboplastine Time)는 헤파린 치료를 감시하기 위해 실시된다.

④ D – dimer는 DIC(파종성 혈관내 응고) 확진을 위해 실시된다.

⑤ Fibrinogen(섬유소원)은 DIC(파종성 혈관내 응고)에서 높게 나타난다.

21 백내장 수술을 시행한 환자의 간호로 옳은 것은?

① 침상 머리는 올리지 않도록 한다.

② 수술한 쪽으로 돌아눕도록 한다.

③ 필요시 배변 완화제를 투여한다.

④ 흡인 예방을 위해 부드러운 음식보단 단단한 음식 위주로 식사하도록 한다.

⑤ 가장 먼저 간호해야 할 것은 통증이다.

22 60세 여성이 크게 웃거나 기침을 하면 불수의적으로 소변이 나온다. 무슨 요실금인가?

① 긴박성 요실금

② 일시적 요실금

③ 스트레스성 요실금

④ 기능적 요실금

⑤ 반사성 요실금

23 혈액 속의 적혈구수가 비정상적으로 증가하는 것으로 혈액점도와 혈액량이 증가하여 혈액순환이 방해받는 질환은?

① 재생불량성 빈혈

② 다혈구혈증

③ 무과립세포증

④ 겸상적혈구병

⑤ 급성 골수구성 백혈병

24 옥시토신에 의한 유도분만 진행 중인 산모에게 자궁수축이 1분 간격으로, 90초 이상 있고 자궁 수축압력이 수축기 90mmHg, 이완기 20mmHg 이상일 때 간호중재로 적절하지 않은 것은?

① 산모를 앙와위로 눕게 한다.

② 옥시토신 주입을 즉시 중단한다.

③ 정맥수액 주입속도를 증가시킨다.

④ 산소마스크로 산소를 투여한다.

⑤ 태아심박동과 자궁수축을 지속적으로 감시한다.

25 페니실린 처방이 내려진 환자에게 주사를 놓는 방법으로 올바른 것은?

① 주사 후에 주사 부위를 문질러서 약물이 잘 스며들게 한다.

② 페니실린계 약물 주입 시 Z – track 기법으로 주사 한다.

③ 주사 부위보다 15 ~ 20cm 위에 지혈대를 묶고 주사 한다.

④ 다른 손으로 정맥을 고정시킨 후 30 ~ 45도 각도로 삽입한다.

⑤ 약물을 서서히 주입하고 바늘을 천천히 제거한다.

26 위장관의 주요 호르몬의 종류와 생리적 작용으로 옳게 짝 지어 진 것은?

① 가스트린(Gastrin) : 위산과 위액분비를 촉진

② 가스트린(Gastrin) : 위 수축

③ 콜레시스토키닌(CCK) : 췌액효소분비

④ 시크레틴(Secretin) : 담낭 수축

⑤ 위 억제성 펩티드(GIP) : 인슐린 분비 촉진

27 근육주사 부위의 특징으로 옳지 않은 것은?

① 둔부의 복면부위는 성인과 아동, 영아 모두에게 가장 안전한 부위이다.

② 둔부의 복면부위는 용량이 크거나, 자극적인 약물의 투약부위로 선호된다.

③ 대퇴직근은 혼자서도 주사할 수 있는 근육주사 부위 이다.

④ 삼각근은 접근이 쉬운 주사 부위로 영아의 근육주사 부위로 주로 이용된다.

⑤ 삼각근은 상완동맥이 인접하고 있어 약물의 흡수 속 도가 근육주사 부위 중 가장 빠르다.

28 네겔법칙(Negele's Rule)에 따라 마지막 월경일이 2021년 06월 23일인 여성의 분만예정일(EDC)은?

① 2022년 01월 30일　　② 2022년 02월 23일

③ 2022년 03월 17일　　④ 2022년 03월 23일

⑤ 2022년 03월 30일

29 산모의 왼쪽 골반 앞에서 태아의 후두가 만져질 때 태아의 태향은?

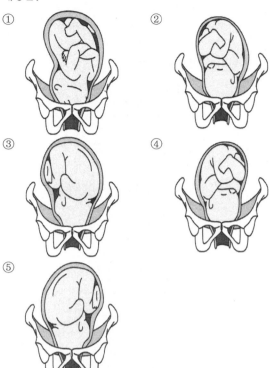

30 다음 중 억제대의 종류와 적응증으로 옳은 것은?

① 자켓 억제대는 운반차에 이송 시 안전을 위해 적용 한다.

② 사지 억제대는 피부 질환이 있는 경우 긁는 행위를 방지하기 위해 적용한다.

③ 벨트 억제대는 신체에 삽입된 기구나 드레싱을 보호 하기 위함이다.

④ 전신 억제대는 영아의 머리나 목의 치료 시 몸통의 움직임을 막기 위해 적용한다.

⑤ 사지 억제대는 휠체어에 앉아있는 동안 억제해야 하 는 경우 사용한다.

31 병원 감염관리 방법으로 옳은 것은?

① 공기주의가 필요한 환자가 퇴원하면 바로 들어가서 청소를 끝내야한다.

② 방문객을 제한하되 응급실 소아 환자의 보호자 수는 제한하지 않는다.

③ 코호트 격리 중인 VRE(Vancomycin Resistant Enterococci) 감염 환자들의 활력징후 측정 시 매 환자마다 장갑을 교체한다.

④ 격리된 콜레라 환자에게 사용한 가운을 병실 앞 복도에 비치된 일반의료폐기물 박스에 버린다.

⑤ 격리된 세균성 이질 환자에게 사용한 수액세트를 일반의료폐기물 박스에 버린다.

32 쿠싱증후군의 증상으로 옳은 것은?

① 상체 중심성 비만　　② 저혈당

③ 저혈압　　　　　　　④ 체모소실

⑤ 골밀도증가

33 호흡기계에 대한 설명으로 옳지 않은 것은?

❶ 폐포의 Type 1세포는 계면활성제를 생산, Type 2세포는 가스교환에 관여한다.

② 횡경막이 수축하면서 흉곽 공간이 넓어지며 폐가 팽창한다.

③ 우폐는 세개의 엽, 좌폐는 두개의 엽을 가지고 있다.

④ 후두는 상부와 하부의 기도를 연결한다.

⑤ 갑상연골은 후두 앞에 있으며 Adam's Apple이라고도 불린다.

34 위 – 식도 역류 질환(GERD)의 간호중재로 옳지 않은 것은?

① 충분한 수분을 섭취한다.

② 저지방, 고섬유의 식습관을 가진다.

③ 취침 시 앙와위를 취한다.

④ 배변 시 강하게 힘주지 않는다.

⑤ 무거운 물건을 들지 않는다.

35 다음 중 중추신경계의 퇴행성 질환과 침범되는 부위로 옳게 짝지어진 것은?

① 알츠하이머병 : 대뇌 기저핵과 뇌간

② 특발성 파킨슨병 : 대뇌 기저핵과 뇌간

③ 헌팅톤 무도병 : 대뇌피질

④ 혈관확장성 운동실조증 : 운동신경세포

⑤ Kugelberg – Welander 증후군 : 척수와 소뇌

36 양측 부신절제술 후 Cortisol을 투여 받는 환자의 간호교육 내용으로 옳은 것은?

① 식사 중에 복용한다.

② 매일 잠자기 전 추가로 복용한다.

③ 수술 후 1년 동안 꾸준히 복용한다.

④ 증상이 완화된 후에는 약의 복용을 중단한다.

⑤ 스트레스 상황이 있을 경우 복용을 잠시 중단한다.

37 열요법의 효과로 알맞지 않은 것은?

① 산소 요구량 증가　　② 화농작용 촉진

③ 근육 이완　　　　　　④ 혈관 수축

⑤ 통증완화

38 60대의 여성 노인의 골다공증 예방을 위한 교육 내용으로 옳지 않은 것은?

① 낙상주의　　　　　　② 근력강화 운동

③ 고단백질의 식이　　　④ 소량의 에스트로겐 투여

⑤ 금연 및 금주

39 수술 후 회복실에 온 환자에게 체위변경 및 자극을 주는 이유로 옳은 것은?

① 신경계 사정

② 근무력증 방지

③ 소화장애 예방

④ 신체마비 방지

⑤ 의식회복 및 관찰

40 정상 수면은 NREM과 REM 수면으로 구성된다. REM 수면에 대한 설명으로 옳은 것은?

> ─── 보기 ───
> ㉠ 부교감 신경계가 활발해지면서 체온, 맥박, 호흡, 혈압, 대사율이 감소한다.
> ㉡ 선명한 꿈을 꾸는 단계이다.
> ㉢ 성장호르몬이 분비된다.
> ㉣ 안구 운동 및 뇌파 활동이 활발하다.

① ㉠㉢
② ㉠㉡㉢
③ ㉡㉣
④ ㉡㉢
⑤ ㉠㉢㉣

41 표피와 진피를 포함한 부분적인 피부 손상이 나타나며 삼출물이 있는 욕창환자가 입원했다. 얕은 궤양과 수포가 보이는 환자에게 적절한 상처드레싱은 무엇인가?

① 거즈 드레싱
② 하이드로콜로이드 드레싱
③ 투명 필름 드레싱
④ 하이드로겔 드레싱
⑤ 폴리우레탄 폼 드레싱

42 심근경색으로 내원한 60세 남성이 혈압 86/52mmHg, 맥박 120회/분, 호흡 27회/분, 체온 37.1℃이다. 호흡음 청진 시 수포음이 청진되었다. 쇼크 상태로 중환자실에 입실하여 모니터한 중심정맥압(CVP)이 15mmHg, 폐모세혈관쐐기압(PCWP)이 25mmHg일 때 이 환자의 쇼크의 원인은 무엇인가?

① 심인성
② 저혈량성
③ 패혈성
④ 아나필락틱
⑤ 신경성

43 Cheyne – Stokes 호흡의 설명으로 옳은 것은?

① 15초 이상 지속하는 호흡이 없는 상태이다.
② 무호흡과 깊고 빠른 호흡이 교대로 나타나는 호흡이다.
③ 비정상적으로 깊고 빠른 한숨 형태의 호흡이다.
④ 길게 멈추는 흡기와 극히 짧고 비효과적인 호기가 이어지는 호흡이다.
⑤ 무호흡이 불규칙적으로 나타난 후 2 ~ 3회 비정상적인 얕은 호흡이 교대로 나타나는 호흡이다.

44 70세 남성 환자가 흉부수술 후 NRS 7점의 통증을 호소하여 모르핀(Morphine)을 투약하였다. 투약 후 주의 깊게 관찰해야할 것은?

① 호흡
② 맥박
③ 혈압
④ 의식상태
⑤ 두통

45 만성폐쇄성 폐질환(COPD)을 일으키는 주요 원인으로 옳은 것은?

① 유전
② 알레르기
③ 호흡기 감염
④ 흡연
⑤ 대기오염

46 간경변증의 합병증을 모두 고른 것은?

> ─── 보기 ───
> ㉠ 문맥성 고혈압   ㉡ 간성뇌증
> ㉢ 자연발생적 세균성 복막염   ㉣ 거미혈관종
> ㉤ 출혈성 정맥류

① ㉠㉡㉢
② ㉡㉢㉤
③ ㉠㉡㉢㉤
④ ㉡㉢㉣㉤
⑤ ㉠㉡㉢㉣㉤

47 비타민의 기능에 대한 설명으로 옳은 것은?

① 비타민 B는 간에 주로 저장되며 눈의 세포분화 역할을 하여 야간에 사물을 볼 수 있게 한다.
② 비타민 K는 혈액응고인자 합성에 도움을 주며 결핍 시 지혈이 잘 안되고 출혈이 발생한다.
③ 비타민 A는 칼슘과 인의 혈청수준을 유지하고 뼈 무기화 작용에 도움을 준다.
④ 비타민 C는 Niacin이라고도 하며 ATP를 생산하는 데 조효소로 작용한다.
⑤ 비타민 D는 수용성비타민으로 신장에 의해 배설되며 아미노산 대사의 조효소 역할을 한다.

48 결핵균 감염 여부를 위한 투베르쿨린 반응검사에 대한 설명으로 옳지 않은 것은?

① 투베르쿨린액 0.1mL를 전박 내측에 피내주사 한다.

② 피내주사 후 48 ~ 72시간 후에 판독한다.

③ 양성 반응은 항산균 항체가 있다는 것을 의미한다.

④ 경결의 직경이 10mm 이상이면 음성이다.

⑤ 투베르쿨린 반응검사로는 활동성 결핵을 확진할 수 없다.

49 22세 여성이 좌측 눈이 잘 감기지 않고 좌측 이마에 주름을 잡을 수 없으며, 음식이나 물을 마실 때 흘러내리는 증상을 호소하여 내원하였다. 여성의 증상과 관련이 있는 뇌신경은?

① 제3뇌신경

② 제7뇌신경

③ 제9뇌신경

④ 제10뇌신경

⑤ 제12뇌신경

50 담낭조영술 검사의 간호로 옳지 않은 것은?

① 검사 전날 금식이 필요하다.

② 요오드 알러지 반응을 확인한다.

③ 검사 후에 일시적으로 배뇨통이 있음을 알린다.

④ 검사 후 최소 2시간 정도 누워있어야 한다.

⑤ 검사 전날 밤 조영제 6 ~ 8정을 복용해야 한다.

51 멸균법 중 아포를 포함한 모든 미생물을 파괴시키는 물리적인 방법으로, 관리방법이 편리하고 독성이 없고 경제적이나, 열에 약한 제품(플라스틱, 고무) 등에는 적합하지 않은 멸균법은?

① 고압증기멸균

② 방사선멸균

③ E.O.가스멸균

④ 건열멸균

⑤ 과산화수소가스 플라즈마멸균

52 비위관 삽입에 대한 설명으로 옳지 않은 것은?

① 환자의 코에서 귓불, 귓불에서 검상돌기까지의 길이를 측정하여 튜브에 표시한 후 삽입한다.

② 위관의 위치를 확인하기 위해 위액을 흡인한다. 이때 일반적으로 pH는 4 ~ 6이다.

③ 관의 위치를 확인하는 가장 정확한 방법은 X - 선 검사이다.

④ 위관의 위치를 확인하기 위해 위관 내에 주사기로 공기를 10 ~ 20mL 주입하면서 청진기로 상복부를 청진한다.

⑤ 위관의 위치를 확인하기 위해 관 끝을 물컵에 담가 기포가 생기는 것을 확인한다.

53 기관내삽관을 가지고 있는 무의식 환자가 있다. 갑자기 기관절개관이 빠진 경우, 가장 먼저 시행되어야 할 간호로 옳은 것은?

① 가습기로 습도를 맞춰준다.

② 동맥혈 가스검사를 즉시 시행한다.

③ AMBU - bag을 사용하여 산소를 공급한다.

④ 지혈집게를 사용하여 기관지관이 개방되도록 한다.

⑤ 구강과 비강을 통한 흡인을 시도한다.

54 좌심부전에 대한 설명으로 옳지 않은 것은?

① 폐울혈이나 호흡기계 조절장애로 발생하며 폐활량의 감소와 연관이 있다.

② 기좌호흡으로 인해 대상자는 삼전체위를 취하기도 한다.

③ 거품이 많고 피가 섞인 객담을 뱉기도 한다.

④ 양쪽 폐에서 수포음을 청진할 수 있다.

⑤ 요흔성 부종이 나타난다.

55 폐암 수술 후 밀봉흉곽배액을 하고 있는 환자에 대한 간호로 옳지 않은 것은?

① 밀봉병 안의 물이 흡기 시 올라가고, 호기 시 내려가는 것이 정상적이다.

② 흉관이 꼬이거나 눌리지 않았는지 확인한다.

③ 밀봉흉곽배액을 가지고 있는 환자에게 기침과 심호흡을 하도록 격려한다.

④ 밀봉흉곽배액기구는 항상 대상자의 흉곽보다 낮은 위치에 놓는다.

⑤ 흉관이 있는 쪽이 아래로 가도록 눕힌다.

56 B형 간염에 감염된 환자의 간호 중재로 옳지 않은 것은?

① 환자에게 수시로 손 닦기를 교육한다.

② 환자의 체액에 접촉될 가능성이 있을 땐 장갑, 마스크 등을 착용한다.

③ 혈액, 성 접촉 등에 의해 감염될 수 있다.

④ 환자의 혈액이나 체액과 접촉된 의료 기구를 다룰 땐 장갑을 착용하도록 한다.

⑤ 대소변 관리 등의 위생에 신경을 쓰도록 교육한다.

57 편도절제술(Tonsilectomy) 간호에 대한 설명으로 옳은 것은?

① 물이나 음료를 마실 경우 빨대를 사용을 권장한다.

② 진통제가 필요할 경우 Aspirin을 처방한다.

③ 가능한 수분섭취를 자주 하도록 안내한다.

④ 가래가 생기면 바로 뱉는 것이 좋다.

⑤ 차가운 음료보다는 따뜻한 음료를 마시도록 한다.

58 하부식도괄약근 긴장도에 영향을 미치는 요인에 대한 설명으로 옳지 않은 것은?

① 미주신경 자극으로 긴장도가 증가한다.

② 가스트린 분비로 긴장도가 증가한다.

③ 세크레틴 분비로 긴장도가 감소한다.

④ 제산제제 투여로 긴장도가 감소한다.

⑤ 단백음식 섭취로 긴장도가 감소한다.

59 다음 중 소화기내과의 의학용어가 아닌 것은?

① EUS ② GFS

③ LFT ④ TUR – BT

⑤ GERD

60 Deep Vein Thrombosis에 대한 설명으로 옳지 않은 것은?

① 장기간의 부동, 심부전, 비만 등이 원인이다.

② 부종을 완화시키기 위하여 다리 마사지를 해준다.

③ 환자 간호 시 다리를 심장보다 높게 하여 부종을 완화시킨다.

④ 혈관 내부 손상을 예방하기 위하여 다리에 정맥주사를 피한다.

⑤ 갑작스런 하지 부종의 감각 이상, 열감 등을 증상으로 가진다.

61 다음 〈보기〉 중 지주막하 출혈(SAH)의 예방을 위한 간호로 알맞은 것을 모두 고른 것은?

┌─────── 보기 ───────
│ ㉠ 고혈압 관리를 위한 건강 교육
│ ㉡ 중독성 약물에 대한 교육
│ ㉢ 항혈소판 제제 복용 방법에 대한 교육
│ ㉣ 동맥류의 파열 후 재출혈 예방 관리
└──────────────────

① ㉠ ② ㉠㉡

③ ㉠㉡㉢ ④ ㉠㉡㉣

⑤ ㉡㉢㉣

62 관상동맥질환에서 사용하는 약물 중 관상동맥과 말초동맥을 확장시켜 심근에 산소공급을 증가시키는 것은?

① 베타 교감신경 차단제(β –adrenergic Blocker)

② 칼슘 통로 차단제(Calcium Channel Blocker)

③ 항혈전제(Antiplatelet Agents)

④ 안지오텐신 II 수용체 차단제(Angiotensin II Receptor Blockers(ARBs))

⑤ 안지오텐신 전환 효소억제제(Angiotensin Converting Enzyme(ACE) Inhibitors)

63 여성 유방 종양에 대한 설명으로 옳지 않은 것은?

① 섬유샘종은 양성종양으로 주위 경계가 분명하다.

② 섬유샘종은 20대와 30대에서 주로 발생한다.

③ 관내유두종은 유두관내의 상피 세포가 유두상으로 증식하는 양성 종양이다.

④ 유방암은 40대와 50대에서 주로 발생하는 악성 종양이다.

⑤ 유방암은 침윤성 관암이 임상적으로 예후가 가장 좋다.

64 척추손상 환자의 간호계획으로 옳은 것은?

① Stryker Frame을 적용한다.

② 재활치료는 퇴원 후 계획한다.

③ 부종 감소를 위해 Lasix를 사용한다.

④ 운동 간호 목표는 손상부위 이하 운동성 회복이다.

⑤ 이송 시 환자의 무릎은 구부린 상태로 측위를 유지한다.

65 다음 의학용어가 잘못 짝지어진 것은?

① Arteriosclerosis : 동맥경화증

② Angina Pectoris : 협심증

③ Phlebitis : 정맥염

④ Thrombosis : 심근염

⑤ Embolism : 색전증

66 억제대를 사용할 때 주의해야할 점으로 옳지 않은 것은?

① 환자의 움직임은 가능한 범위 내로 최대한 허용한다.

② 2시간마다 30분씩 억제대를 풀어서 순환을 유지한다.

③ 장갑 억제대는 처방이 필요하지 않다.

④ 손가락 두 개가 들어갈 수 있도록 여유를 둔다.

⑤ 매듭을 대상자가 손쉽게 풀 수 없도록 한다.

67 다음 증상에 해당하는 질환명으로 옳은 것을 고르시오.

─── 보기 ───

심낭에 다량의 액체가 축적되어 심장을 압박하고 심실로부터 혈액의 유출입이 제한된다. 맥압이 감소하는 것이 특징이며, 저혈압, 빈맥, 경정맥 팽대, 말초 청색증, 호흡곤란, 기이맥 등의 증상이 발생한다. 심장의 압력을 감소시키기 위한 심낭천자가 시행되기도 한다.

① 심장압전   ② 심낭염

③ 심근염   ④ 심내막염

⑤ 류마티스성 심질환

68 면역글로불린(Ig) 중 과민 반응을 유도하며 비만세포와 결합하는 것은?

① Ig G   ② Ig A

③ Ig M   ④ Ig E

⑤ Ig D

69 고관절 전치환술 후 탈구 예방을 위한 간호에 대한 설명으로 옳지 않은 것은?

① 높은 변기를 이용한다.

② 다리 바깥에 베개를 두어 내전 상태를 유지한다.

③ 말단 부위의 내회전을 삼간다.

④ 수술 부위가 있는 부분으로 눕지 않는다.

⑤ 팔걸이가 있는 의자를 이용한다.

70 관절염과 그 병인의 연결로 옳은 것은?

① 화농성(Septic)관절염 : 세포 재생(Turn Over)감소

② 류마티스(Rheumatoid)관절염 : 비만(Obesity)

③ 통풍성(Gouty)관절염 : 흡연(Smoking)

④ 반응성(Reative)관절염 : 성병 감염(Venereal Infection)

⑤ 퇴행성(Degenerative)관절염 : 유전요인(Genetic Factor)

71 간호사는 백내장 수술환자에게 수술 후 식이로 미음이 나오게 하였다. 그 이유로 옳은 것은?

① 저작곤란
② 흡인 예방
③ 변비 예방
④ 구강간호 용이
⑤ 안구긴장 감소

72 체위배액에 관한 설명으로 옳은 것은?

① 식사 직후는 피하도록 한다
② 폐암환자에게 체위배액은 도움이 된다.
③ 체위배액 중 기침을 하지 않도록 주의한다.
④ 환자가 불편감을 호소하더라도 자세를 유지한다.
⑤ 정확한 자세를 취할 경우 30분 정도 그대로 둔다.

73 어지럼증을 호소하는 대상자의 전정기관 기능을 사정하고자 할 때 적절한 검사는?

① Rinne Test
② Weber Test
③ Caloric Test
④ Whisper Test
⑤ Transillumination Test

74 상행성마비가 진행되고 있는 길랑 - 바레 증후군 환자의 간호중재로 옳은 것은?

① 변비예방
② 배설량측정
③ 자가간호 수행
④ 호흡기능 유지
⑤ 의사소통 증진

75 양성전립서비대증과 관련된 설명으로 옳지 않은 것은?

① 충분한 수분섭취를 한다.
② 야뇨 및 혈뇨 증상이 발생한다.
③ 50세 이하 젊은 나이에 호발한다.
④ 힘든 운동이나 운전은 피하도록 한다.
⑤ 따뜻한 물로 좌욕하며 마사지를 한다.

76 진성적혈구증 환자에게 간호사는 물 섭취를 권장하였다. 물 섭취를 권장하는 이유는?

① 출혈예방을 위해서
② 감염예방을 위해서
③ 골수기능 억제를 위해서
④ 혈액 점도를 낮추기 위해서
⑤ 세포외액을 증가시키기 위해서

77 헬리코박터 파일로리균과 관계있는 것은?

① 설사
② 위궤양
③ 가스트린
④ 지방식이
⑤ 히스타민 복용

78 말초혈관 질환자의 순환 증가를 위한 간호중재로 옳은 것은?

① 꼭 금연할 필요는 없다.
② 버거알렌 운동을 삼간다.
③ 교감신경 차단제를 사용한다.
④ 시원하고 서늘한 환경을 유지한다.
⑤ 혈관 압박을 위해 꼭 쪼이는 양말이나 벨트를 사용한다.

79 고혈압을 진단받은 환자의 약물요법으로 옳은 것은?

① 1단계에 이뇨제와 혈관확장제를 복용한다.
② 1단계에 이뇨제와 교감신경 억제제를 복용한다.
③ 2단계에 이뇨제와 교감신경 차단제를 복용한다.
④ 3단계에 교감신경 차단제와 혈관확장제를 복용한다.
⑤ 4단계에 교감신경 차단제와 혈관확장제, 교감신경억제제를 복용한다.

80 다음 증상에 해당하는 면역결핍증으로 옳은 것은?

┌─ 보기 ─────────────────────┐
식세포의 이물질 탐식과 연관되는 효소대사의 이상으로 세포 내 살균과정에 문제가 발생한다.
└──────────────────────────┘

① 중증 복합면역결핍증
② 위스코드 알드리치 증후군
③ 디조지 증후군
④ 무감마글로불린혈증
⑤ 만성육아종병

전남대학병원

제2회 간호직 필기시험 모의고사

〈 임상간호학 〉

성 명		생년월일	
시험시간	60분	문 항 수	80문항

〈응시 전 확인 사항〉

○ 문제지의 해당란에 성명과 생년월일을 정확히 기재하십시오.

○ 답안지의 해당란에 성명과 수험번호를 쓰고 답을 정확히 기재하십시오.

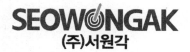

SEOWONGAK
(주)서원각

1 목발 보행을 하는 환자에게 Crutch Paralysis가 오는 원인은?

① 너무 긴 목발을 사용해서

② 팔을 너무 많이 사용해서

③ 팔이 과신전 되기 때문에

④ 액와에 패드를 대지 않아서

⑤ 걸을 때 손목에 과한 힘이 들어가서

2 심정지 발생 후 5분 이내 치료를 시작해야 손상 예방을 할 수 있는 조직은?

① 뇌　　　　　　② 폐

③ 신장　　　　　④ 심장

⑤ 비장

3 감염에 의한 조직 손상 시 나타나는 생체반응으로 옳은 것은?

① 종창　　　　　② 발한

③ 무통증　　　　④ 호흡 저하

⑤ 체중 증가

4 낙상예방을 위한 노인 간호중재로 옳은 것은?

① 억제대를 사용한다.

② 걸을 때 방해가 되지 않도록 가급적 맨 바닥을 유지한다.

③ 야간 침대 옆 휴대용 침상 변기를 둔다.

④ 이동 시 불편함 방지를 위해 수면 시 난간을 올린다.

⑤ 주관적 사정 척도를 이용한 낙상 고위험군 사정을 한다.

5 폐포 내 가스교환이 가장 효과적으로 일어나는 환기와 관류량의 비율은?

① 0.2　　　　　② 0.4

③ 0.6　　　　　④ 0.8

⑤ 1.0

6 노인의 약물 반응 변화요인으로 부작용을 증가시키는 생리적 원인은?

① 위산 증가　　　② 체지방 증가

③ 간 기능 증가　　④ 신장 기능 증가

⑤ 사구체 여과율 감소

7 다음 중 쇼크(Shock)에 관한 설명으로 옳지 않은 것은?

① 저혈량성 쇼크의 원인으로는 화상, 출혈, 탈수 등이 있다.

② 심인성 쇼크의 증상으로는 빈맥, 저혈압, 맥압 저하 등이 있다.

③ 패혈성 쇼크는 혈액 내 세균감염으로 전신의 혈관이 확장되어 발생한다.

④ 신경성 쇼크는 부교감신경계 손상으로 발생한다.

⑤ 아나필라틱 쇼크의 치료로는 항히스타민, 에피네프린, 기관지 확장제 투여 등이 있다.

8 흉곽배액을 유지하고 있는 환자의 밀봉 배액병 물의 파동이 없어졌을 때 이유로 옳은 것은?

① 관이 막혀서

② 밀봉유지가 안됨

③ 호흡곤란으로 인해

④ 환자의 정상호흡 유지

⑤ 압력이 유지 되지 않음

9 만성부비동염 수술 후 환자의 간호중재로 옳은 것은?

① 수분 제한

② 온습포 적용

③ 상체 45도 올리기

④ 심호흡, 기침 격려

⑤ 아침에 분비물 배액하기

10 폐렴환자의 간호중재로 옳은 것은?

① 앙와위 유지

② 수분섭취 증가

③ 항생제 투여 제한

④ 기침, 심호흡 방지

⑤ 저탄수화물, 고단백 식이

11 심부정맥 혈전증으로 와파린을 투여하고 있는 환자의 간호 중재로 옳은 것은?

① 비타민 K투여한다.

② 섬유소 섭취를 제한한다.

③ 아스피린과 함께 복용한다.

④ 월경량이 많으면 출혈을 의심한다.

⑤ 코를 심하게 푸는 행위를 하지 않는다.

12 DIC 환자의 임상증상에 대한 설명으로 옳은 것은?

① 응고인자가 증가한다.

② 섬유소원이 증가한다.

③ 혈소판 수가 증가한다.

④ PT, aPTT 지연이 나타난다.

⑤ 혈중 피브리노겐이 증가한다.

13 다발성 골수종 환자의 신장 손상을 의심하며 검사를 시행 하기로 하였을 때 검사 상 나타날 수 있는 소견은?

① 칼슘 저하   ② 요산 증가

③ 혈소판 증가   ④ 적혈구 증가

⑤ 요중 나트륨 증가

14 철분제를 복용하는 환자의 간호교육 내용으로 옳은 것은?

① 복용 후 변 색깔이 흰색으로 변할 수 있다.

② 액체형 철분제는 희석해서 컵으로 복용한다.

③ 흡수에 도움이 되는 비타민 B와 함께 복용한다.

④ 철분제 흡수 증진을 위해 식사 중에 복용한다.

⑤ 변비를 유발할 수 있으므로 고섬유식이를 하도록 한다.

15 장폐색 환자에게 비위관을 삽입하였다. 그 이유로 옳은 것은?

① 장의 개통을 위해서

② 장관 감압을 위해서

③ 약물 주입을 위하여

④ 수분 주입을 위하여

⑤ 장내 영양공급을 위해

16 간염혈청 검사를 실시한 환자의 검사 결과에서 HBsAg(-), Anti - HBe(-) 소견이 나왔을 때 확인 할 수 있는 것은?

① 예방접종이 필요하다.

② B형 간염 보균상태이다.

③ 비활동성 B형 간염이다.

④ B형 간염 항체가 생성되었다.

⑤ 예방접종이 완료 된 상태이다.

17 생선구이를 먹고 동공 확대와 지속적인 구토를 호소하는 환자에게 알맞은 진단은?

① 대장균   ② 보툴리누스

③ HIV바이러스   ④ 비오리오 장염

⑤ 살모넬라 장염

18 위식도 역류질환 환자가 호소하는 통증의 특성은?

① 운동 시 악화된다.

② 한 부분에 통증 부위가 국한된다.

③ 식사 직후나 앙와위에서 주로 발생한다.

④ 수분섭취나 제산제 섭취 시 증가한다.

⑤ 니트로글리세린 복용 시 통증이 완화된다.

19 화상 후 첫 48시간 이내의 수분과 전해질 변화로 옳은 것은?

① 소변 배설량이 증가한다.

② 혈액 내 칼륨이 감소한다.

③ 혈액 내 나트륨이 증가한다.

④ 외상으로 인한 신혈류량이 증가한다.

⑤ 모세혈관 투과성 증가로 저단백혈증이 나타난다.

20 얇고 투명한 점막으로 안검의 점액선부터 공막 전면까지 덮고 있으며 혈관과 함께 무혈관성 각막에 영양분과 항체 백혈구를 공급하는 부위는?

① 각막   ② 결막

③ 홍채   ④ 맥락막

⑤ 수정체

21 추위나 심리적 변화에 의해 말초동맥의 비정상적인 수축을 유발하여 피부가 창백해지고 청색증의 변화를 보이면서 통증, 손발 저림 등의 감각 변화가 동반되는 현상은?

① 레이노 병   ② 버거씨 병

③ 베체트씨 병   ④ 말초 신경염

⑤ 길랭-바레 증후군

22 눈에 화학물질이 들어가 응급실을 내원한 환자의 응급처치로 옳은 것은?

① 연고 도포   ② 산동제 투여

③ 중화제 투여   ④ 축동제 투여

⑤ 20분 이상 안 세척

23 중이염 환자의 감염이 내이염으로 진행되었다. 환자의 증상으로 옳은 것은?

① 비루   ② 이루

③ 코막힘   ④ 비출혈

⑤ 평형이상

24 승모판협착 환자에게 문맥압 상승과 간비대, 요흔성 부종이 나타나는 이유로 옳은 것은?

① 부정맥   ② 좌심부전

③ 우심부전   ④ 심근경색

⑤ 폐동맥협착

25 흉막강 내 1,500cc 삼출액이 찬 환자가 호소하는 증상으로 옳은 것은?

① 서맥   ② 혈압 상승

③ 맥압 증가   ④ 종격동 변위

⑤ 경정맥 축소

26 누워서 다리를 들고 무릎을 굽힌 후, 발을 몸 쪽으로 당길 때 종아리의 통증이 심하게 느껴지는 환자의 예상되는 진단명은?

① 심인성 폐부종   ② 심근경색

③ 심부정맥혈전증   ④ 심부전

⑤ 협심증

27 심부전 환자에게 디곡신 투여 후 환자에게 나타나는 증상으로 옳지 않은 것은?

① 심박출량 증가

② 심실박동수 상승

③ 심근수축력 강화

④ 교감신경 긴장도 증가

⑤ 미주신경 흥분도 증가

28 정맥류(Varicose Vein)의 증상으로 옳지 않은 것은?

① 길고 곧게 튀어나온 혈관

② 거친 피부

③ 장기간 서 있을 때 악화됨

④ 조이는 감각 및 가려움

⑤ 야간의 종아리 경련

29 백혈병 환자 간호로 적절하지 않은 것은?

① 아스피린이 포함된 약물을 사용하지 않는다.
② 무균식 음식 섭취를 하고 생과일은 자제시킨다.
③ 좌약을 삽입하는 침습적 처치는 제한한다.
④ 발열 시 수분섭취를 권장한다.
⑤ 출혈예방을 위해 구강간호를 시행하지 않는다.

30 무의식 환자의 기도 흡인 예방을 위한 자세로 옳은 것은?

① 측위   ② 앙와위
③ 쇄석위   ④ 파울러씨 체위
⑤ 트렌델렌버그 체위

31 부갑상샘 기능항진증 환자에게 나타나는 특징으로 옳은 것은?

① 저혈압   ② 체중 증가
③ 고칼슘혈증   ④ 고인산혈증
⑤ Chvostek's Sign 양성

32 항암제를 투여 받는 환자의 구내염 예방을 위한 간호중재로 옳은 것은?

① 알코올이 첨가된 구강액을 사용한다.
② Nystatin 구강 현탁액 사용을 금한다.
③ 증상이 나타나면 구강간호를 최소화한다.
④ 통증이 심하면 과산화수소수로 구강을 헹군다.
⑤ 구강위생 유지를 위해 칫솔모가 단단한 것을 사용한다.

33 Seizure의 종류와 설명으로 옳은 것은?

① 국소발작은 어린아이에게 많이 발생한다.
② 근육의 수축과 이완이 교대로 일어나는 것은 긴장발작이다.
③ 강직성 간대성 발작은 국소발작 없이 전신발작으로 2 ~ 5분간 지속된다.
④ 행동변화가 있으나 무슨 일이 일어났는지 알지 못하는 것은 부재성 발작이다.
⑤ 복합형 발작은 신체 일부분에서 시작되어 전신 강직성 간대성 발작으로 진행가능하다.

34 파킨슨병 환자들은 도파민 보충을 위해 Levodopa 제제의 약물을 복용한다. 다음 중 Levodopa 제제의 약물을 복용하는 환자 및 가족에게 교육하는 사항이 아닌 것은?

① 안정제 복용을 금한다.
② 공복 시 복용하며 금식 중에도 복용하도록 한다.
③ 기립성 저혈압을 조심하며 체위 변경 시 천천히 하도록 한다.
④ 약물 투여 시간 가까이에 단백질 음식을 섭취하는 것이 좋다.
⑤ 비타민 B6 식품 섭취를 금한다.

35 뇌막염환자 간호중재로 옳은 것은?

① 두통 조절   ② 해열제 금기
③ 뇌관류 감소   ④ 수분섭취 제한
⑤ 밝은 환경 유지

36 경요도절제술 후 방광세척을 하고 있는 환자의 소변 배출량이 주입량보다 적을 경우 시행 해야 하는 간호중재는?

① 치골상부를 압박한다.
② 주입량을 증가시킨다.
③ 수분섭취를 제한한다.
④ 요도카테터를 제거한다.
⑤ 요도카테터 개방성을 확인한다.

37 뇌하수체 절제술을 실시한 환자가 코 뒤로 무언가 넘어가는 느낌이 있다고 할 때 우선적으로 해야 할 간호중재로 옳은 것은?

① 흡인을 시행한다.
② 침상 머리를 낮춰준다.
③ 지혈솜으로 코를 막는다.
④ 액체의 질과 양상을 확인한다.
⑤ 정상적인 현상임을 알리고 지지한다.

38 당뇨병 환자의 발 간호를 위한 교육으로 옳은 것은?

① 정기적인 각질제거를 시행한다.

② 약한 비누로 씻고 로션을 바른다.

③ 맨발로 걸으며 순환을 촉진한다.

④ 청결을 위해 발톱을 동그랗게 자른다.

⑤ 솜이불을 덮어 하지를 따뜻하게 한다.

39 요로감염 환자에게 다량의 수분섭취와 소변을 자주 보도록 권장하는 이유로 옳은 것은?

① 염증성 산물이 정체가 나타난다.

② 방광 내 소변을 외부로 배설시킨다.

③ 소변정체로 세균감염의 전파를 줄인다.

④ 혈뇨나 단백뇨 발생을 촉진할 수 있다.

⑤ 세균의 하행성 움직임을 제한할 수 있다.

40 신장이식 후 면역억제제를 투여 중인 환자에게 나타날 수 있는 요로감염 증상으로 옳은 것은?

① 빈뇨, 혈압하강

② 다뇨, 체온하강

③ 핍뇨, 혈압 상승

④ 혼탁뇨, 체온상승

⑤ 단백뇨, 맥박 수 저하

41 복막투석에 대한 설명으로 옳은 것은?

① 3 ~ 5시간의 짧은 치료 시간

② 전문 장비 필요

③ 전신적 헤파린 요법

④ 식이 제한 필요

⑤ 환자 스스로 쉽게 조작 가능

42 속발성 무월경의 원인으로 적절한 것은?

① 처녀막 폐쇄

② 터너증후군

③ 60세 완경

④ 외상에 의한 자궁경부협착

⑤ 출산 후 모유수유

43 사구체 신염 특징에 대한 설명으로 옳은 것은?

① 네프론에는 영향이 없다.

② 노년기에 호발한다.

③ 가장 흔한 원인균은 포도상구균이다.

④ 호흡기 및 피부감염 시 빠르게 치료한다.

⑤ 사구체 신염이 나타나면 혈압이 감소한다.

44 자가 면역성 질환으로 신체 여러 기관을 침범하며 관절염, 단백뇨, 얼굴 나비모양 발진, 심내막염, 혈뇨 등의 증상을 나타내는 질환은?

① 골수염

② 척추결핵

③ 강직성 척추염

④ 류마티스성 관절염

⑤ 전신성 홍반성 루푸스

45 골절 종류에 대한 설명으로 옳은 것은?

① 완전 골절은 뼈의 일부분만 부러진 것이다.

② 폐쇄 골절의 골절부위 피부는 정상으로 나타난다.

③ 개방골절은 압착 부상으로 뼈가 여러 조각으로 부서진 것이다.

④ 분쇄골절은 완전골절로 골절편의 위치가 골절선에서 분리된 상태이다.

⑤ 불완전 골절은 골절선이 완전히 뼈를 관통하여 골막, 뼈가 양면으로 분리된 것이다.

46 임질 진단을 받은 환자가 호소하는 주증상으로 옳은 것은?

① 당뇨

② 저혈압

③ 고혈압

④ 뼈엉성증

⑤ 임균성 인후염

47 수술 후 상처치유 촉진을 위해 섭취해야 하는 영양소로 옳은 것은?

① 비타민 B와 지방

② 비타민 D와 무기질

③ 비타민 C와 단백질

④ 비타민 A와 탄수화물

⑤ 비타민 E와 탄수화물

48 근치 유방 절제술을 시행한 환자의 간호교육 내용으로 옳은 것은?

① 수술 당일부터 팔 운동을 실시한다.

② 어깨에서 손 방향으로 마사지 한다.

③ 환측 팔 쪽으로 혈압 측정이 가능하다.

④ 무거운 물건을 사용한 운동을 실시한다.

⑤ 환측을 하강시켜 정맥, 림프절 순환을 증진한다.

49 우리 몸의 뼈 길이 성장을 담당하는 성장판이 포함되어 있는 부위는?

① 골막

② 골단

③ 골간

④ 골수강

⑤ 골단판

50 유방 촉진 시 악성 종양 의심징후는?

① 압통이 없는 0.2cm 림프절

② 부드럽지만 통증이 있는 결절

③ 피부가 함몰되고 딱딱한 결절

④ 탄력적이고 경계가 명확한 결절

⑤ 윤곽이 규칙적이고 움직이는 결절

51 부인과 외래에 내원한 여성에게 자궁경부세포진검사를 위해 사전 안내해야할 사항으로 옳은 것은?

① "검사 전날 저녁식사 후 금식하시고 오세요."

② "월경기간 중 내원하세요."

③ "정확한 검사를 위해 내원 전 질 세척을 하고 오세요."

④ "검사 전 방광을 비우기 위해 소변보세요."

⑤ "검사물 채취를 위해 일주일간 성교를 하지 마세요."

52 자궁내막증과 자궁선근증을 비교한 것으로 옳지 않은 것은?

		자궁내막증	자궁선근증
①	연령	25 ~ 45세	40세 이상
②	성교곤란증	아주 심함	없음
③	산과력	초산부	다산부
④	자궁크기	비대	정상 크기
⑤	월경곤란증	심함	경함

53 다음 질환별로 전파경로를 바르게 연결한 것은?

① 홍역 : 간접 접촉

② 풍진 : 공기전파

③ 디프테리아 : 비말전파

④ 백일해 : 공기전파

⑤ 소아마비 : 간접 전파

54 달걀을 섭취한 즉시 호흡에 어려움과, 피부 가려움을 호소하는 환자가 입원했다. 빈맥에 혈압이 75/50mmHg이다. 이 환자의 사정결과는?

① 아나필락틱 쇼크

② 패혈성 쇼크

③ 면역복합체성 과민반응

④ 지연성 과민반응

⑤ 심인성 쇼크

55 양치질을 할 때 입안의 물이 입가로 흘러내리고 입술에 힘이 안 들어가서 발음이 제대로 안 되는 뇌손상 환자를 사정한 결과 관련된 뇌신경은?

① 제2뇌신경   ② 제3뇌신경

③ 제5뇌신경   ④ 제7뇌신경

⑤ 제9뇌신경

56 고칼륨혈증을 동반한 대사성 산증의 경우 섭취해야 할 약물은?

① 제산제   ② 콜린성제제

③ 중탄산나트륨   ④ 항생제

⑤ NaCl

57 VDT(Visual Display Terminal) 증후군의 주된 증상으로 옳지 않은 것은?

① 근골격계 : 경견완 증후군

② 혈관계 : 공기색전증

③ 정신건강계 : 수면장애

④ 근골격계 : 손목터널 증후군

⑤ 감각계 : 안구건조

58 다음은 크론병과 궤양성 대장염의 특성을 비교한 내용 중 옳지 않은 것은?

특성	크론병	궤양성 대장염
호발연령	① 젊은 층	젊은 층 ～ 중년
호발 부위	② 회장말단부위	③ 직장 ～ 결장
통증 부위	④ RLQ	LLG
특징	⑤ 급성으로 발병	주기적인 회복과 악화

59 80세 노인 환자의 구강 내 백색의 표재성 균집락이 나타나며 '굳어진 우유'라고도 부르는 것은?

① 궤양성 치은염   ② 칸디다증

③ 아프타성 구내염   ④ 단순포진

⑤ 백색판증

60 유방절제술 후 환측 팔에 부종이 잘 생기는 이유로 옳은 것은?

① 혈전증   ② 종양 재발

③ 림프선 종창   ④ 압박 드레싱

⑤ 수술 후 부종

61 다음 중 심폐소생술에 관한 설명으로 옳지 않은 것은?

① 가슴압박과 인공호흡의 비율은 15 : 1 이다.

② 기본 순서는 가슴압박 → 기도개방 → 인공호흡 이다.

③ 가슴압박의 깊이는 5 ～ 6cm 정도 이다.

④ 성인의 맥박 확인은 경동맥이나 대퇴동맥을 10초 정도 확인한다.

⑤ 가슴압박의 속도는 분당 100 ～ 120회 정도가 적당하다.

62 50세 남성 환자에게서 머피징후가 나타나며, 혈액검사 상 알칼리성 인산분해효소가 증가되고 약간의 백혈구가 상승했을 때 의심할 수 있는 질환은?

① 급성 담낭염

② 총담관 결석증

③ 간경화

④ 바이러스성 간염

⑤ 역류성식도염

63 환자에게 부정맥이 나타났을 때 Lidocaine을 투여하여 효과를 볼 수 있는 것은?

① 동성빈맥

② 방실차단

③ 조기심방수축

④ 조기심실수축

⑤ Bundle Branch Block

64 종양표지자 검사에 대한 설명으로 옳은 것은?

① CEA는 전립샘암이 의심될 때 수치가 상승한다.

② CA125의 수치가 상승되면 전이나 재발성 유방암을 의심한다.

③ PSA의 수치 상승은 유방암이나 직장, 결장, 폐암을 의미한다.

④ CA19 - 9는 췌장, 위, 대장, 직장, 담도질환 시 수치가 상승한다.

⑤ CA15 - 3은 난소암이나 비악성 질환이 의심될 때 수치가 상승한다.

65 투약 전 사정이 필요한 약물과 항목이 옳지 않은 것은?

① Digoxin 투여 전 맥박을 측정한다.

② Morphine 투여 전 호흡 수를 측정한다.

③ Propranolol 투여 전 Prothrombin Time 결과를 확인한다.

④ Heparin 투여 전 PTT 결과를 확인한다.

⑤ Insulin 투여 전 혈당을 측정한다.

66 다음 중 인체에 대한 설명으로 옳은 것은?

① 대부분 음성 되먹이 기전(Negative Feedback)을 통해 체내 항상성을 유지한다.

② 세포는 다른 물질의 이동을 도우며 스스로 움직이지 않는다.

③ 세포의 RNA가 DNA로 전사되어 번역되는 절차를 통해 몸의 주요 단백질을 합성한다.

④ 신체는 동화작용을 통하여 소모할 에너지를 방출한다.

⑤ 항상성은 체내 환경을 일정하게 유지하려고 하는 정적인 과정이다.

67 문제 중심 기록을 위한 SOAP 형식의 간호과정 서술에 대한 내용으로 옳지 않은 것은?

① S(Subject Data)는 주관적 자료로서 환자의 말을 있는 그대로 기록한 것을 말한다.

② O(Object Data)는 객관적 자료로서 환자가 관찰한 사실을 기록한다.

③ A(Assessment)는 주관적 자료와 객관적 자료를 분석한 후 진단을 내리는 것이다.

④ A(Assessment)는 주관적 자료와 객관적 자료를 분석한 수 대상자의 문제를 나타낸다.

⑤ P(Planning)은 사정에서 제시된 진단을 해결하기 위한 간호중재의 기록이다.

68 가스 확산에 영향을 미치는 요인으로 옳지 않은 것은?

① 확산 표면적의 변화

② 분압 차이

③ 폐순응도

④ 가스의 용해도와 분자량

⑤ 폐포 - 모세혈관막의 두께

69 신체부위 중 귀에 대한 설명으로 옳지 않은 것은?

① 중이는 고막부터 3개의 이소골로 연결되는 부분이다.

② 유스타키오관은 공기압력을 조절하여 위의 불편감과 고막의 파열을 막아준다.

③ 외이는 전정신경과 와우신경으로 구성된 제8뇌신경인 청신경이 분포하고 있다.

④ 노인은 와우가 퇴화되고 고막이 비후되어 고음을 잘 듣지 못한다.

⑤ 이경을 이용해 진찰하기 위해 성인은 후상방, 어린이는 후하방으로 당기고 이경을 삽입한다.

70 폐렴을 진단받은 환자가 재채기와 기침을 하고 있다. 이 환자에게 적용해야 하는 감염관리 지침으로 적절한 것은?

① 접촉주의
② 공기주의
③ 표준주의
④ 역격리
⑤ 비말주의

71 신생아에게 우선적으로 선택되는 체온 측정 부위는?

① 구강
② 액와
③ 고막
④ 이마
⑤ 직장

72 호흡이 비정상적으로 깊고 규칙적이며 호흡수가 증가하는 호흡으로, 당뇨성 케톤산증 환자에게 나타나는 호흡 양상은?

① 무호흡
② 좌위호흡
③ 체인 - 스토크스호흡
④ 쿠스마울호흡
⑤ 비오트호흡

73 '근시'를 나타내는 의학용어로 옳은 것은?

① Amblyopia
② Astigmatism
③ Hyperopia
④ Myopia
⑤ Presbyopia

74 입원한 환자의 활력징후 측정이 필요한 경우로 적절하지 않은 것은?

① 환자가 수술하기 전에
② $\beta 2$ - 작용제($\beta 2$ - agonists) 투여 전에
③ 환자가 신체적 고통을 호소할 때
④ 환자가 시술 후 퇴원할 때
⑤ 환자가 입원할 때

75 열요법의 적응증으로 옳은 것은?

① 출혈부위
② 급성 염증부위
③ 비염증성 부종부위
④ 국소적 악성종양
⑤ 치칠, 항문주위와 질 염증

76 체위의 종류 중 변형 트렌델렌버그 체위(Trendelenburg's Position)에 대한 설명으로 옳은 것은?

① 똑바로 누워서 고관절과 무릎을 90도로 구부리고 양 다리를 벌려 다리 지지대에 올려 놓은 자세로 여성의 회음부 사정, 분만 시에 이용되는 체위이다.
② 바로 누운 자세에서 머리와 몸통은 수평을 유지하고 다리만 45도 높인 자세로 말초혈관 문제가 있는 환자의 정맥귀환을 돕는 자세이다.
③ 침상에서 머리를 45 ~ 60도 정도 상승시켜 호흡곤란을 완화할 수 있는 자세이다.
④ 엎드린 자세에서 팔을 머리 위로 올리고 머리와 다리를 낮추고 둔부를 높인 자세로 항문수술 시 이용되는 자세이다.
⑤ 바로 누운 자세에서 머리부위가 올라가고 하지가 내려가는 체위로, 상복부와 얼굴, 갑상선 수술 시 이용되는 자세이다.

77 욕창의 단계별 설명으로 옳지 않은 것은?

① 1단계는 가려움과 통증의 감각이 느껴지며 체위변경을 해주는 것이 중요하다.

② 1단계에서 표피나 진피층의 피부 소실이 관찰될 수 있다.

③ 2단계에서 피부가 벗겨지거나 수포가 발생하고 얕은 패임 등이 보인다.

④ 3단계에서 건막에 가까운 깊은 진피손상과 조직 괴사가 관찰된다.

⑤ 4단계에서 조직의 괴사가 일어나며 부패된 냄새나는 분비물이 있고, 표면은 검은 가피를 형성한다.

78 죽음에 대한 심리적 적응 단계 중 자신의 죽음을 나쁜 행동의 대가라고 생각하며 봉사활동을 통해 죽음을 연기시키려는 단계는 어느 단계에 해당하는가?

① 부정　　　　　② 분노
③ 협상　　　　　④ 우울
⑤ 수용

79 통풍(gout)에 대한 설명으로 옳지 않은 것은?

① 요산의 비정상적 신진대사로 고요산혈증에 의해 발생한다.

② 요산이 관절에 축적되어 비통증성 급성관절염인 통풍 발작을 일으킨다.

③ 요산염 결정체가 통풍결절을 이루며 궤양화 되면 백색과립물질이 분출되기도 한다.

④ 호발관절은 중족지관절, 손목과 손가락 관절, 발목관절, 무릎관절이다.

⑤ 치료를 위해 NSAIDs, Allopurinol을 투약하며 식생활을 개선한다.

80 다음에 해당하는 췌장암 수술로 옳은 것은?

───── 보기 ─────
췌장의 머리 쪽에 암세포가 있을 경우 시행하며, 췌장의 머리와 십이지장, 소장 일부, 위 하부, 총담관, 담낭을 절제하여 남은 각 부분을 소장과 연결한다.

① Whipple Operation
② Pylorus – Preserving Pancreaticoduodenetomy
③ Total Pancreatectomy
④ Distal Pancreatectomy
⑤ Hartman's Operation

전남대학병원

제3회 간호직 필기시험 모의고사

〈 임상간호학 〉

성 명		생년월일	
시험시간	60분	문 항 수	80문항

〈응시 전 확인 사항〉

○ 문제지의 해당란에 성명과 생년월일을 정확히 기재하십시오.

○ 답안지의 해당란에 성명과 수험번호를 쓰고 답을 정확히 기재하십시오.

SEOWONGAK
(주)서원각

1 응급환자의 응급처치 요령으로 옳은 것은?

① 기도확보는 우선순위가 아니다.

② 출혈 처치는 마지막에 시행한다.

③ 신속함을 위해 업거나 끌어올린다.

④ 쿨링백 제공으로 체온 상승을 막는다.

⑤ 쇼크 예상 시 머리와 가슴을 다리보다 낮춘다.

2 다음 중 욕창의 고위험에 해당하지 않는 것은?

① 체중 증가

② 비정상적인 임상결과

③ 체액 불균형

④ 감각 이상

⑤ 부동

3 유방암 자가 검진을 위한 간호교육을 시행할 때 그 내용으로 옳은 것은?

① 유방을 꼭 쥐고 촉진한다.

② 유방 하외측 부분을 유의해 촉진한다.

③ 유방 내측부터 겨드랑이쪽으로 밀면서 만진다.

④ 앉은 자세로 액와를 촉진하여 림프절 결절 유무를 확인한다.

⑤ 유두와 유륜 하부를 주의 깊게 촉진하며 유두를 짜보아 분비물이 나오는지 확인한다.

4 노인의 신체변화로 오는 노화현상에 대한 설명으로 옳은 것은?

① 심실중격 두께 증가

② 근육지방 축적 감소

③ 쓴맛 감지 기능 둔화

④ 대사율 저하로 인한 체온 증가

⑤ 여성의 경우 질벽이 두꺼워지고 탄력성 상실

5 마취의 단계 중 전신마취 3기에 속하는 것은?

① 졸음과 현기증이 나타난다.

② 의식의 상실단계로 사지를 움직일 수 있다.

③ 안검반사와 청각이 소실되고 턱이 이완된다.

④ 호흡, 맥박이 불규칙해지면서 자극에 예민해진다.

⑤ 호흡이 멈추고 심박동과 맥박이 거의 없어지거나 없다.

6 다음 중 세포 간 운반체 역할을 하는 분자의 집단으로, 항바이러스작용을 하며 정상적인 세포와 악성 세포 모두의 증식을 하향 조절하는 것은?

① 보체

② 림프구

③ 인터페론

④ 단핵구

⑤ 호중구

7 CRP 상황에서 가장 먼저 해야 할 행동은?

① 압박

② 기도확보

③ 의식 확인

④ 구조요청

⑤ 인공호흡

8 폐포 내 관류저하가 나타나는 원인으로 옳은 것은?

① 폐렴

② 무기폐

③ 폐색전

④ 폐기종

⑤ 기관지 확장증

9 만성 기관지염 환자의 증상으로 옳은 것은?

① 천명음
② 고산소증
③ 적은 객담
④ 저탄산혈증
⑤ 간헐적 기침

10 폐농양 환자의 임상증상으로 옳지 않은 것은?

① 발열
② 흉통
③ 빈혈
④ 체중 증가
⑤ 혈액 섞인 객담

11 알레르기성 비염 환자가 항히스타민제를 투여 받고 나타내는 부작용으로 옳은 것은?

① 빈맥, 발한
② 땀 증가, 설사
③ 구강 건조, 졸음
④ 저혈압, 식욕부진
⑤ 땀 감소, 어지럼증

12 Shock 환자 간호중재 시 옳은 것은?

① 다리를 하강시킨다.
② 순환혈액량을 제한한다.
③ 체온은 정상보다 높게 유지한다.
④ 소변배설량이 시간당 100mL 이상 유지되도록 한다.
⑤ 산소를 최대 흡입할 수 있도록 하고 기도를 확보한다.

13 용혈성 빈혈 환자에게 나타날 수 있는 증상으로 옳은 것은?

① 출혈
② 성장장애
③ 범혈구감소증
④ Schilling Test 양성
⑤ 높은 빌리루빈 수치

14 환자에게 철분제제 투여 시 간호중재로 옳은 것은?

① 피하주사한다.
② 주사 후 침상안정 한다.
③ Z - track 방법은 금기한다.
④ 주사부위를 충분히 마사지 한다.
⑤ 주사기에 0.5cc 공기와 함께 주사한다.

15 멍이 쉽게 들고 생리를 시작하면 잘 멈추지 않음을 호소하며 30대 여성이 병원에 내원하였다. 검진상 황달은 없고 창백한 결막과 하지 점 출혈이 나타났으며 간비대나 림프절 종대는 발견되지 않았다. 혈액검사 결과상 혈소판 수치의 감소를 보였으며 백혈구 및 적혈구 수는 정상이었다. 환자의 증상이나 검사를 통해 의심할 수 있는 질환은?

① 비호지킨 병
② 철결핍성 빈혈
③ 림프구성 백혈병
④ 산내성 혈관내 응고증
⑤ 특발성 혈소판 감소성 자반증

16 수혈을 하던 환자가 창백함과 발열 증상이 나타나고 호흡곤란을 호소할 때 가장 먼저 취해야 할 간호중재는?

① 수액을 연결한다.
② 의사에게 보고한다.
③ 활력징후를 측정한다.
④ 즉시 수혈을 중지한다.
⑤ 바늘을 바로 제거한다.

17 만성 간 질환 환자가 피로를 호소하는 이유는?

① 체액량 부족으로

② 알부민이 부족해서

③ 백혈구가 감소해서

④ BUN 수치가 높아서

⑤ 대사작용에 필요한 에너지가 많이 소모돼서

18 소화불량으로 중탄산소다를 과다섭취하였을 때 초래되는 불균형은?

① 대사선 산증

② 고칼슘 혈증

③ 고칼륨 혈증

④ 대사성 알칼리증

⑤ 호흡성 알칼라증

19 환자 위관영양 시 간호중재로 옳은 것은?

① 음식을 빨리 주입한다.

② 차고 시원한 음식을 먹는다.

③ 매 급식 때마다 관을 바꾼다.

④ 음식주입 전후에 물을 30 ~ 60cm 주입한다.

⑤ 주입이 끝나면 관을 열어두어 공기가 배출되게 한다.

20 급성 충수 돌기염으로 응급실을 내원한 환자의 증상으로 옳은 것은?

① 약간의 미열이 있다.

② 백혈구가 감소되었다.

③ Rovsing Sign은 음성이다.

④ 청진 시 장음은 감소되었거나 부재 상태이다.

⑤ McBurney's Point에서 복부 중앙으로 방사되는 통증이 있다.

21 망막박리 수술 후 간호중재로 옳지 않은 것은?

① 통증이 있을 경우 진통제를 투여한다.

② 낙상 예방을 위해 밝은 조명을 사용한 환경을 유지한다.

③ 재채기, 기침은 피하도록 교육한다.

④ 최대한 머리를 움직이지 않도록 한다.

⑤ 눈의 휴식을 위하여 모양근 마비제를 투여한다.

22 보청기 사용으로 효과를 볼 수 있는 난청은?

① 전도성 난청 ② 중추성 난청

③ 소음성 난청 ④ 혼합성 난청

⑤ 감각신경성 난청

23 선천적 백내장의 원인으로 옳은 것은?

① 노화 ② 외상

③ 당뇨 ④ 태아 감염

⑤ 스테로이드

24 대상포진 환자를 간호할 때 간호사가 알아야 할 사항은?

① 대칭적으로 병변이 발생한다.

② 항히스타민제의 복용을 금한다.

③ 진통제나 해열제의 복용은 금지한다.

④ 통증이 나타나지 않는 것이 특징이다.

⑤ Vericella Zoster Virus 에 의한 질환이다.

25 3도 화상 환자 상처에 대한 설명으로 옳은 것은?

① 심한통증

② 지방조직 노출

③ 피부 수포 형성

④ 2 ~ 3주 이내 회복

⑤ 표피와 진피의 부분적 손상

26 환자 EKG상 심실세동이 나타났을 때 가장 먼저 해야 할 간호수행으로 옳은 것은?

① 제세동기를 사용한다.

② 리도카인을 정맥주사한다.

③ 24시간 심전도를 관찰한다.

④ 심실세동 예방에 대해 교육한다.

⑤ 15분마다 활력징후를 측정한다.

27 급성심근경색 환자가 나타내는 증상으로 옳은 것은?

① SGOT 수치가 상승한다.

② 휴식 시 통증이 완화된다.

③ 백혈구 수치의 변화가 없다.

④ 30분 정도 후 통증은 완화된다.

⑤ 니트로글리세린 투여 시 통증이 완화된다.

28 승모판 폐쇄부전증 환자의 증상으로 옳지 않은 것은?

① 심계항진　　　　② 심실세동

③ 수축기 잡음　　　④ 피로, 허약감

⑤ 발작성 야간 호흡곤란

29 Warfarin을 복용하는 심부 정맥혈전증 환자의 간호중재로 옳지 않은 것은?

① 치료동안 안정을 취한다.

② 치료동안 임신을 금지한다.

③ 비타민 K 섭취를 권장한다.

④ Aspirin을 함께 사용하지 않는다.

⑤ 투여 전 Prothrombin Time을 측정한다.

30 70대 노인이 밤에 수면 중 갑자기 심한 기침과 헐떡거림을 보이며 잠에서 깰 정도의 발한 증상을 보였다. 이 증상은 어떤 질환을 의심해 볼 수 있는가?

① 심근경색　　　　② 심부전

③ 부정맥　　　　　④ 협심증

⑤ 심근염

31 순환기계 질환과 거리가 먼 의학용어는?

① EVD　　　　　② IHD

③ RVF　　　　　④ MVP

⑤ CAG

32 암 진단 시 TNM분류에서 N이 의미하는 것으로 옳은 것은?

① 암의 분류

② 종양의 크기

③ 암의 전이 여부

④ 림프절 전이 여부

⑤ 종양의 침투 정도

33 암 예방 식단으로 옳은 것은?

① 저염식 권장
② 고지방 권장
③ 훈제음식 권장
④ 고섬유 제한
⑤ 탄수화물 제한

34 체외 방서선 치료를 받는 환자에게 해야 하는 교육내용으로 옳은 것은?

① 절대안정을 취한다
② 치료실에 혼자 있는다.
③ 잔여 방사능이 남게 된다.
④ 치료 후 격리가 필요하다.
⑤ 치료 동안 통증이 나타난다.

35 강직성 척추염의 설명으로 옳지 않은 것은?

① 자가면역질환이다.
② 척추에 염증이 생겨 강직현상이 일어나는 질환이다.
③ HLA – B27 항원과 밀접한 관련이 있다.
④ 오후에 강직과 통증 호소가 심하다.
⑤ 휴식을 취하면 증상이 심해지고 움직이면 통증이 약해진다.

36 호만징후에 대한 설명으로 옳은 것은?

① 손목을 가볍게 두드릴 때 손과 손가락에 저린 감각이 발생하는 것이다.
② 수근터널증후군의 진단사정 중 손목을 20 ~ 30초 동안 강하게 굴곡 시킨 후, 무감각이나 저린 감각이 발생하는지를 사정하는 것이다.
③ 뇌막염일 경우 앙와위 자세에서 머리를 앞으로 굴곡 시켰을 때 고관절과 무릎이 자동으로 굴곡 되는 것을 말한다.
④ 무릎을 구부리고 발목을 천천히 등 쪽으로 굽힐 때 생기는 장딴지의 통증으로 혈전성 정맥염을 진단할 때 사용한다.
⑤ 고관절탈구의 징후로 손상당한 쪽 골반이 상대 쪽 골반보다 상대적으로 높아지는 것이다.

37 두개내압 상승 시 증상으로 옳지 않은 것은?

① 복시
② 고체온증
③ 투사성 구토
④ 아침에 심한 두통
⑤ 동공 축소와 비대칭적 변화

38 신경계 이상이 있는 환자의 SMC 사정 중 정상 C 반응은?

① 창백한 피부
② 냉감이 느껴지는 피부
③ 청색이 나타나는 피부
④ 족배동맥의 강한 맥박
⑤ 손톱 밑 자극 시 4초 후 다시 붉어짐

39 운동성 실어증 환자에 대한 설명으로 옳은 것은?

① 쓰거나 읽을 수 있다.
② 자발적 발화가 가능하다.
③ 무의미한 언어를 생성한다.
④ 상대방의 언어를 이해할 수 없다.
⑤ Wernike' Area 손상으로 나타난다.

40 당뇨병 산증에서 발생하는 케톤체 축적의 직접적 원인으로 옳은 것은?

① 아세톤 부족
② 인슐린 부족
③ 지방의 불완전 산화
④ 단백질의 불완전 산화
⑤ 탄수화물의 불완전 산화

41 췌장의 β – cell 기능을 알아보기 위한 검사는?

① 당화혈색소
② c – peptide
③ 경구 당부하 검사
④ 공복 시 혈당 검사
⑤ 식후 2시간 혈당 검사

42 갑상선 절제술 예정 환자의 수술 전 간호중재로 옳은 것은?

① Lugol's 용액 투여 시 빨대를 사용한다.

② 수술 전 3일간 Lugol's 용액을 투여한다.

③ 수술 일주일 전부터 항갑상샘제를 투여한다.

④ 수술 후 부갑상샘 기능저하증이 영구적으로 나타난다.

⑤ Lugol's 용액을 우유나 주스에 희석하지 않도록 주의한다.

43 요양원에서 생활 중인 여성의 요로감염 예방을 위한 간호중재로 옳은 것은?

① 수분섭취를 권장한다.

② 통목욕을 하도록 한다.

③ 비타민 K를 섭취하도록 한다.

④ 속옷은 꽉 조이게 착용한다.

⑤ 침상안정으로 감염기회를 줄인다.

44 급성신부전의 기관별 증상으로 옳지 않은 것은?

① 호흡기계 : 쿠스말 호흡

② 심장계 : 심장부정맥

③ 혈액계 : BUN과 혈청크레아티닌의 감소

④ 요로계 : 무뇨와 핍뇨

⑤ 전신계 : 전신부종

45 복막투석을 하는 환자에서 가장 흔히 발생하는 합병증으로 옳은 것은?

① 고지혈증   ② 패혈증

③ 탈장   ④ 복막염

⑤ 고혈압

46 신장 결석으로 수술을 받고 퇴원하는 환자에게 식이 관련 간호교육을 시행 할 때 교육내용으로 옳은 것은?

① 칼슘섭취를 권장한다.

② 고염분 식이를 권장한다.

③ 비타민 D를 충분히 섭취하도록 한다.

④ 결석발생 방지를 위해 수분섭취를 제한한다.

⑤ 오렌지 주스와 같은 산성음료를 섭취하도록 한다.

47 요로전환 수술 후 환자에게 나타나는 증상으로 옳은 것은?

① 수술부위는 거무스레하다.

② 소변배설량이 섭취량보다 많다.

③ 수술 후 일주일 간 부종이 있다.

④ 8주에 걸쳐 장루 크기가 증가한다.

⑤ 수술 후 혈액이 지속적으로 나타난다.

48 관절경 검사를 시행한 환자에게 나타날 수 있는 합병증으로 옳은 것은?

① 골다공증   ② 골 관절염

③ 움직임 증가   ④ 혈전성 정맥염

⑤ 류마티스 관절염

49 뼈엉성증 치료에 사용하는 약물은?

① Estrogen   ② Colchicine

③ Allopurinol   ④ Probenecid

⑤ Phenlybutazone

50 현재 임신 16주인 산모는 첫 임신 때 30주에 분만한 5세 딸이 한명 있으며 두 번째 임신은 25주에 분만하였고 아이는 출생 7일째 사망했다. 1회의 유산경험이 있는 이 산모의 산과력은?

① 1 - 1 - 1 - 1   ② 2 - 0 - 1 - 1

③ 0 - 2 - 1 - 1   ④ 2 - 0 - 1 - 0

⑤ 1 - 1 - 1 - 0

51 석고붕대를 6시간 정도 적용 중인 환자가 종아리에 조이는 통증을 호소할 때 확인하는 것은?

① Tinel Sign   ② Allen Sign

③ Phalen Test   ④ Homan's Sign

⑤ Blanching Test

52 통풍성 관절염 환자에게 제공하는 저퓨린 식이로 옳은 것은?

① 콩   ② 호두

③ 생선   ④ 시금치

⑤ 쇠고기

53 유방암 환자의 호르몬 치료제로 적합한 것은?

① Taxol   ② Tamoxifen

③ Methergine   ④ Methotrexate

⑤ Cyclophosphamide

54 외음부 소양증 환자의 간호중재로 옳은 것은?

① 자극성 비누를 사용한다.

② 따뜻한 인산 용액으로 습포를 적용한다.

③ 조이는 의복으로 회음부의 습함을 방지한다.

④ 환경으로 인한 점막 건조에는 옥시토신을 투여한다.

⑤ 알레르기로 인한 소양증에는 항히스타민제를 투여한다.

55 20대 여성 이씨는 월경 1 ~ 2주 전 유방팽만감, 골반통, 두통, 심계항진이 나타나며 일에 집중할 수 없고 피로감을 느낀다고 호소한다. 이 대상자에 대한 간호중재로 옳지 않은 것은?

① 스트레스 해소를 위해 카페인, 초콜릿을 많이 섭취하도록 한다.

② 흥분과 우울을 감소시키기 위해 비타민 B6가 풍부한 음식을 섭취하도록 한다.

③ 월경 1 ~ 2주 전부터 저염, 고단백 식이를 하도록 한다.

④ 개별적인 접근을 위해 월경일지를 작성하고 관리하도록 교육한다.

⑤ 규칙적인 운동과 수면을 취하도록 격려한다.

56 완경기 여성의 골다공증과 관련된 설명으로 옳지 않은 것은?

① 빨리 걷기, 조깅, 줄넘기 같은 체중부하 유산소 운동은 피한다.

② 에스트로겐의 저하로 골형성이 저하되고 골흡수가 증가하여 발생한다.

③ 통통한 체격의 여성보다 마른체격의 여성이 골다공증 발생위험이 높다.

④ 콩, 두부와 같은 식물성 에스트로겐이 많이 함유된 음식의 섭취를 권장한다.

⑤ 칼슘과 비타민 D가 풍부한 음식을 섭취하도록 격려한다.

57 노인환자와 대화 시 주의해야 할 사항으로 옳은 것은?

① 높은 목소리로 빠르게 대화한다.

② 이해하기 수월하도록 대화를 최대한 풀어서 한다.

③ 집중력이 흐려지므로 설명을 반복하지 않는다.

④ 얼굴을 보며 이야기한다.

⑤ 이전에 있었던 주제 위주로 대화한다.

58 길랭 - 바레증후군에 대한 설명으로 옳은 것은?

① 추위나 심리적 변화에 의해 말초동맥의 비정상적인 수축을 유발하여 피부가 창백해지고 청색증의 변화를 보이면서 통증, 손발 저림 등의 감각 변화가 동반되는 현상이다.

② 손발의 동맥과 정맥에 염증이 생겨 조직의 괴사가 발생하는 질환이다.

③ 구강 궤양, 음부 궤양, 안구 증상 외에도 피부, 혈관, 위장관, 중추신경계, 심장 및 폐 등 여러 장기를 침범할 수 있는 만성 염증성 질환이다.

④ 머리나 척수 등 중추신경에서 뻗어 나온 신경에 염증이 생긴 질환이다.

⑤ 말초신경에 염증이 생겨 신경세포의 축삭을 둘러싸고 있는 수초가 벗겨져 발생하는 급성 마비성 질환이다.

59 저마그네슘혈증 환자에게 실시할 치료 및 간호로 옳지 않은 것은?

① 마그네슘이 포함된 구강용 제산제 또는 비경구 황산마그네슘 투여로 치료한다.

② 정맥으로 마그네슘을 투여하는 경우 작은 기도의 경련을 감소시키는 경향이 있어 급성 천식 대상자에게 적합하다.

③ 닭고기, 달걀, 과일 등 섭취를 권장한다.

④ 심부건반사를 통해 마그네슘의 세포수준을 초기에 민감하게 반영한다.

⑤ 알부테롤을 사용하여 마그네슘 수치를 높여준다.

60 바이러스성 간염의 종류와 설명으로 옳지 않은 것은?

① A형 간염 : RNA 바이러스로 생굴 섭취 등 주로 경구로 감염된다.

② B형 간염 : DNA 바이러스로 혈액이나 체액을 통해 감염되고 모자감염의 경우도 있다.

③ C형 간염 : RNA 바이러스로 혈액으로 감염되며, 2주 ~ 6개월의 잠복기를 거친다.

④ D형 간염 : RNA 바이러스로 C형 간염 바이러스와 중복으로 감염된다.

⑤ E형 간염 : RNA 바이러스로 생고기 섭취 등 경구로 감염된다.

61 다음 중 50대 남성의 대동맥박리 환자에게 수행할 간호로 옳지 않은 것은?

① 활력징후를 측정한다.

② 통증정도를 사정한다.

③ 진통제나 신경안정제로 통증을 조절한다.

④ 기이맥, 심잡음 등 혈액이 심낭으로 유출되어 발생한 심장압전의 증상이 있는지 확인한다.

⑤ 배횡와위를 취해 심장 압력을 감소시킨다.

62 정맥류에 적용할 중재로 옳은 것은?

① 도관유도 혈전 용해술

② 경화치료

③ 하대정맥 필터

④ 풍선 혈관성형술

⑤ 스텐트 삽입술

63 위식도 역류질환을 가지고 있는 50세 환자에게 교육할 내용으로 옳지 않은 것은?

① 소량씩 자주 식사한다.

② 음식물 통과 시 적절한 수분을 섭취한다.

③ 수면 시 침상머리를 15 ~ 30초 정도 올려 둔다.

④ 수면 시 우측으로 누워 역류를 방지한다.

⑤ 음식 섭취 시 타액이 섞이도록 충분히 씹는다.

64 다음 호흡 기전의 연결이 바른 것은?

① 흡기 : 흉곽 확장, 횡경막 이완

② 흡기 : 흉곽 축소, 횡경막 이완

③ 흡기 : 흉곽 확장, 횡경막 수축

④ 호기 : 흉곽 축소, 횡경막 수축

⑤ 호기 : 흉곽 확장, 횡경막 이완

65 다음 중 의료기관에서 사용하는 약어로 '왼쪽 귀'를 의미하는 것은?

① q ② A.S

③ A.U ④ q.o.d

⑤ PRN

66 당뇨병으로 AKA(Above Knee Amputation) 수술 후 환자에게 매슬로우의 인간요구 단계에 근거하여 수행할 순서로 옳은 것은?

> ─ 보기 ─
>
> ㉠ 당뇨병 식이 확인, 수술부위 관찰
> ㉡ 환자에게 존댓말 사용, 친절한 태도 유지
> ㉢ 침상난간 올려두기, 낙상방지 표지판 부착
> ㉣ 당뇨병 환자들 간 정보공유를 위한 환우회 안내
> ㉤ 정서적 회복과 안정을 위한 음악, 미술 치유 프로그램 참여

① ㉠㉡㉣㉢㉤   ② ㉠㉢㉣㉤㉡
③ ㉠㉢㉤㉣㉡   ④ ㉠㉢㉣㉡㉤
⑤ ㉠㉡㉣㉤㉢

67 다음 중 질병 예방에 대한 설명으로 옳지 않은 것은?

① 1차 예방 : 참 의미의 예방으로 질병이나 기능의 장애가 발생하기 전의 신체적 정신적으로 건강한 대상자에게 적용한다.
② 1차 예방 : 사무직 근로자 전체에게 근골격계 장해 예방을 위해 실시한 건강증진 프로그램이 해당된다.
③ 2차 예방 : 건강문제나 질병을 경험하고 있고, 합병증의 발생 위험이 있는 대상자에게 실시된다.
④ 2차 예방 : 중증질환으로 진행되는 것을 예방하며, 장해를 최소화 하기위한 조기검진이 해당된다.
⑤ 3차 예방 : 독감, 코로나 등 감염병 예방 백신 접종이 해당된다.

68 다음은 흡인/생검의 종류와 설명으로 옳지 않은 것은?

① 요추천자 : 지주막하 공간에 바늘을 삽입하여 뇌척수액을 추출할 수 있다.
② 복부천자 : 복강에서 체액을 뽑아내며, 1회 배약량은 1,500mL를 넘지 않게 한다.
③ 흉강천자 : 1회 최대 배액량은 보통 1,000mL로 액체를 뽑을 경우 8 ～ 10번 늑골 사이의 늑막강에서, 공기를 뽑을 경우 제 2, 3번째 늑골부위의 늑막강에 삽입한다.
④ 골수생검 : 골수의 조혈작용을 평가하는 것으로 골수표본을 채취해서 검사한다.
⑤ 간생검 : 생검 후 생검 부위 압력을 완화하기 위해 검사부위가 위로 향하게 눕는다.

69 다음은 배뇨양상에 관한 설명으로 옳지 않은 것은?

① 무뇨 : 24시간 배뇨량이 500mL 이하
② 요감소 : 시간당 소변량 50mL 미만 24시간 배뇨량 100 ～ 200mL
③ 다뇨 : 하루 배뇨량이 1,000mL 이상
④ 야뇨 : 밤에 두 번 이상 배뇨
⑤ 빈뇨 : 하루 2 ～ 3회 이상

70 격리에 대한 설명으로 옳은 것은?

① 민감한 환자를 외부 균으로부터 보호하는 것이다.
② 호중구 감소증으로 ANC가 500/mm³ 이하인 환자를 간호할 때 적용한다.
③ 신장이식 환자를 간호할 때 적용한다.
④ 내과적 무균법이 이에 속한다.
⑤ 노로바이러스 감염 환자를 간호할 때 적용한다.

71 혈압 측정 시 발생하는 오류에 대한 설명으로 옳지 않은 것은?

① 커프가 너무 넓은 경우 : 실제보다 혈압이 낮게 측정됨
② 커프를 느슨하게 감은 경우 : 실제보다 혈압이 낮게 측정됨
③ 팔의 위치가 심장보다 낮은 경우 : 실제보다 혈압이 높게 측정됨
④ 식후나 흡연 후 또는 통증이 있는 경우 : 실제보다 혈압이 높게 측정됨
⑤ 재측정을 곧바로 한 경우 : 말초혈관 저항으로 수축기 혈압이 실제보다 높게 측정되거나 이완기 혈압이 낮게 측정됨

72 호흡의 종류와 설명에 대한 내용으로 옳지 않은 것은?

① 정상 호흡은 흡기와 호기가 규칙적이고 일호흡용적은 500mL정도 이다.

② 서호흡은 규칙적이지만 호흡률이 비정상적으로 느리다.

③ 무호흡은 호흡이 없는 상태이다.

④ 과호흡은 호흡의 율과 깊이는 정상적이나 일호흡용적이 증가된 호흡이다.

⑤ Kussmaul 호흡은 비정상적으로 깊고 빠른 호흡이며 규칙적이다.

73 혈압을 하강시키는 원인으로 옳은 것은?

① 연령의 증가 　　② 교감신경을 자극

③ 이뇨제 　　④ 말초혈관의 수축

⑤ 신체 운동

74 성폭력 피해로 응급실에 내원한 여성에게 시행해야할 간호중재로 옳은 것은?

① 증거수집이 중요하므로 체액이 묻은 피해자의 옷을 피해자의 동의 없이 보관한다.

② 비밀보장을 위해 조용한 장소에서 질문하고 검진한다.

③ 성병예방을 위해 내원 즉시 소변을 보고 질 세척을 하도록 돕는다.

④ 원치 않는 임신을 예방하기 위해 성교 7일 후에 경구피임약을 복용 하도록 한다.

⑤ 피해자가 겁에 질려 당황한 상태이므로 피해자에게 혼자 있는 시간을 제공한다.

75 관절 범위 운동을 시행하는 목적에 대해 옳지 않은 것은?

① 보행 준비를 한다.

② 부동 및 마비로 인한 합병증을 예방한다.

③ 관절이 굳지 않게 한다.

④ 관절 기능을 저하시킨다.

⑤ 근력을 유지시킨다.

76 임종이 임박한 환자의 신체적 징후로 옳지 않은 것은?

① 안면근의 이완

② Cheyne – Stokes 호흡

③ 요실금

④ 빈맥

⑤ 청색증

77 수면을 증진시키는 호르몬으로 옳은 것은?

① 노르에피네프린 　　② 아세틸콜린

③ 멜라토닌 　　④ 도파민

⑤ 코티졸

78 수술 후 반드시 기침을 격려해야 하는 환자는?

① 눈 수술 환자 　　② 뇌 수술 환자

③ 척추 수술 환자 　　④ 탈장 수술 환자

⑤ 흉곽 수술 환자

79 생후 3주된 신생아가 BCG 예방접종 후 생기는 면역과 관련된 것은?

① 자연 능동면역 　　② 자연 수동면역

③ 인공 능동면역 　　④ 인공 수동면역

⑤ 선천 면역

80 다음 용어의 의미로 옳지 않은 것은?

① Systolic Blood Pressure : 이완기압

② Tachypnea : 과호흡

③ Bradycardia : 서맥

④ Respiratory Rate : 호흡수

⑤ Arrhythmia : 부정맥

전남대학병원

간호직 필기시험 모의고사

제1회 ~ 제3회

정답 및 해설

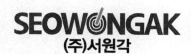

SEOWONGAK
(주)서원각

1 | 과목 | 기본간호학 | 정답 | ⑤ |

폴리우레탄 폼 드레싱은 상처 표면에 수분을 제공하며 상처 손상을 최소화한다. 삼출물을 흡수하지 않는다.

PLUS TIP 드레싱의 종류

㉠ 거즈 드레싱 : 혈액이나 삼출물이 배액 되는 초기 상처를 덮는 데 좋으나 상처를 사정할 수 없고 육아조직이 헝겊섬유에 붙을 수도 있다는 단점이 있다.

㉡ 투명 필름 드레싱 : 삼출액이 적은 1차 드레싱으로 사용한다. 드레싱을 제거하지 않고도 상처를 사정할 수 있으며 반투과성으로 산소와 수증기가 통과한다.

㉢ 하이드로 콜로이드 드레싱 : 불투명하고 접착성이 있으며 공기와 물을 통과시키지 않는다. 주변의 분비물이 상처로 유입되는 것을 방지해 주고 삼출물을 흡수해 오염원으로부터 상처를 보호한다.

㉣ 하이드로 겔 드레싱 : 신경말단을 촉촉하게 하며 깊은 상처의 사강을 감소시킨다. 세척이 용이하나 고정하기 위해서는 2차 드레싱이 필요하다.

㉤ 칼슘 알지네이트 드레싱 : 삼출물을 흡수하여 상처 표면에 젤을 형성해 수분을 제공한다. 분비물이 많은 상처에 사용한다.

㉥ 폴리우레탄 폼 드레싱 : 기포재가 완충 효과와 편안함을 제공하면서 상처 표면에 수분을 제공하고 상처 손상을 최소화하기 위함이다. 삼출물을 흡수하지는 않는다.

2 | 과목 | 성인간호학 | 정답 | ⑤ |

혈청 Na이 120mEq/L 이하로 감소하면 저나트륨혈증이 나타난다.

PLUS TIP 항이뇨호르몬 부적절 분비증후군(SIADH)

㉠ 항이뇨호르몬 과다분비로 인한 수분정체로 수분중독이 나타난 상태이다.

㉡ 혈청 Na이 120mEq/L 이상인 경우 특별한 증상이 없지만 그 이하로 감소되면 저나트륨혈증이 나타난다.

㉢ 위장관계 증상으로 장 운동 감소, 식욕부진, 구역질, 구토가 나타난다.

㉣ 신경계 증상으로 지남력 변화, 의식상태 변화가 나타난다.

㉤ GFR 증가와 나트륨 재흡수 감소로 소변으로의 나트륨 배출이 증가되므로 부종이 없는 것이 특징적이다.

3 | 과목 | 성인간호학 | 정답 | ① |

류마티스 관절염은 만성적, 전신적 자가면역 질환으로 젊은 여성들에게 호발한다. 증상은 대칭적이며 아침에 1시간 이상의 강직 증상을 나타내는 것이 특징이다. 류마티스 관절염을 위한 약물요법으로 염증 제거를 위해 스테로이드제를 사용할 수 있다.

PLUS TIP 골관절염

만성적, 비염증성 질환으로 보통 노인들에게 호발한다. 증상은 비대칭적으로 관절부위의 국소적 통증이 나타나며 휴식하면 완화되는 양상이다. 조조강직은 보통 15분 내로 호전된다. 치료로는 보통 관절 성형술을 시행한다.

4 | 과목 | 성인간호학 | 정답 | ⑤ |

①③ 자신의 질병에 관해 인식하고 남은 생 동안 매일 호르몬제를 섭취한다는 것을 알린다.

② 약복용 중 이상으로 약용량 조절을 위해 간 기능 검사를 시행 할 수는 있지만 반드시 해야 하는 것은 아니다.

④ 고지혈증 예방을 위해 지방 섭취를 줄이고 저칼로리, 고단백, 고섬유 식이를 한다.

PLUS TIP 갑상선 기능저하증 약물요법 간호

㉠ 환자가 자신의 질병에 대해 알게 하고 평생 호르몬제를 복용해야 함을 교육한다.

㉡ 갑상선호르몬제는 매일 같은 시간에 복용하도록 한다.

㉢ 약 복용 중 발열, 권태감, 간 기능 장애 등의 문제가 나타나면 간 기능 검사를 하여 약용량을 조절할 수 있다.

㉣ 매일 호르몬제만 잘 복용하면 점액수종의 증상은 경험하지 않는다.

5 | 과목 | 성인간호학 | 정답 | ③ |

오랜 시간 부동자세나 좌식 생활 습관이 요로 결석의 위험 요인이 될 수 있다.

6

과목	성인간호학	정답	④

화상부위를 흐르는 물로 세척하여 화학물질이 제거되도록 해야 한다.

PLUS TIP 화학적 화상

㉠ 화학물질 접촉으로 인해 생기는 화상이다.

㉡ 원인물질 제거가 되지 않으면 이송이나 치료과정에서 피부 부식이나 손상이 일어난다.

㉢ 발생 즉시 흐르는 물을 이용하여 화상부위 세척과 화학물질 제거를 해야 한다.

7

과목	기본간호학	정답	②

호흡성 산증은 체내 CO_2가 과다하여 나타나는 것으로, 두통, 흐린 시야, 빈맥, 부정맥, 기면, 과다 환기, 고칼륨혈증 등의 증상이 나타난다. 동맥혈 가스분석상 pH가 정상보다 낮고, PCO_2가 정상보다 높게 측정된다.

8

과목	기본간호학	정답	①

① Digitalis 약물은 맥박수를 감소시킨다.

② 통증으로 교감신경이 자극되면서 맥박수가 증가한다.

③ 갑상샘 기능 항진은 맥박수를 증가시킨다.

④ 혈액이 소실되면서 자극되는 교감신경으로 맥박수가 증가한다.

⑤ 단기적인 운동은 맥박수를 증가시킨다.

9

과목	성인간호학	정답	④

췌장에서 분비되는 인슐린은 혈당을 낮추는 역할을 한다. 그 외에 글루카곤, 카테콜라민, 당질코르티코이드, ACTH, 갑상샘 호르몬, 성장호르몬은 혈당을 올리는 역할을 한다. 안지오텐신은 혈압을 높이는 호르몬 중 하나이다.

10

과목	성인간호학	정답	②

공기색전증은 혈관계로의 공기의 유입으로 인하여 혈류를 막아 혈류를 공급받아야 하는 장기에 기능 부전을 일으켜 발생하는 질환이다. 공기색전증의 증상은 저혈압, 호흡곤란, 빈호흡, 빈맥, 청색증, 천명음, 지속되는 기침, 의식저하, 마비 등의 증상이 있다.

11

과목	성인간호학	정답	⑤

저칼슘혈증(Hypocalcemia)의 경우 안면근육이 마비되거나 손발의 경련, 무감각 그리고 후두경련 등 신경계 증상이 두드러진다.

12

과목	기본간호학	정답	⑤

혈류량 확보를 위해 19G 이상의 바늘을 사용한다. 알레르기성 수혈 반응이 일어나면 두드러기, 가려움증에 대한 치료로 항히스타민제를 투약하며 과거력이 있는 경우 수혈 전 예방을 위해 투여할 수 있다. 수혈 후 이상반응이 발생하면 즉시 수혈을 중단하고 쇼크에 대응하는 치료를 수행한다.

13

과목	성인간호학	정답	③

③ 만성 골수성 백혈병 : 성숙형태의 악성 과립구 증식이 특징이며, 점진적으로 발생한다.

① 급성 골수성 백혈병 : 골수아구의 증식이 특징이며 성인에게서 나타나는 급성백혈병의 80%를 차지한다.

② 급성 림프성 백혈병 : 미성숙 림프구의 증식이 특징이며 14세 이전 또는 노년층에 발생빈도가 높다.

④ 만성 림프성 백혈병 : 성숙형태의 비기능적 림프구 증식이 특징이며 무증상으로 다른 질환을 진단할 때 발견되는 경우가 있다.

⑤ 호지킨 림프종 : Reed − Sternverg 세포라는 거대세포가 특징이며, 주로 B림프구에서 발결된다.

14

과목	성인간호학	정답	⑤

⑤ 크론병에 대한 설명이다. 크론병은 구강부터 항문까지 소화관의 어느 부위에서나 발병하지만, 호발부위는 회장의 말단이다. 궤양성 대장염과 달리 직장에는 침범되지 않는다. 궤양성 대장염보다 설사가 덜 심한 편이다. 지방변증과 연관이 있는 흡수장애로 발전할 수도 있으며, 대변에서 악취가 심하거나 지방이 많을 수 있다.

15

| 과목 | 기본간호학 | 정답 | ⑤ |

간호사가 준수해야 할 윤리적 의무로는, 모든 정보는 비밀이 유지되어야 하며, 공인되지 않은 가족이나 지인들이 들을 수 없는 비공개된 장소에서 면담을 진행하여야 하고, 전화 연락 또한 비공개된 장소에서 시행하여야 한다. 컴퓨터로 기록을 관리할 경우에는 보안유지를 위해 암호를 설정해야 하고, 이메일로 문서를 주고받을 시엔 표지에 비밀이 유지되어야 함을 표시하여야 한다.

16

| 과목 | 기본간호학 | 정답 | ① |

① 임종 시 말초조직의 관류과 비효과적이게 되어 순환 변화로 인해 빈맥, 청색증 등이 발생한다.
② 폐부전 또는 대사변화로 인해 보상기전으로 가스교환 장애, 비효과적 호흡양상이 나타난다.
③④ 관류가 감소함에 따라 소변량 감소, 저혈압이 나타날 수 있다.
⑤ 근육조절 결핍으로 인한 요실금이 발생할 수 있다.

17

| 과목 | 기본간호학 | 정답 | ③ |

Lymphangioma는 림프관에서 발생하는 양성종양이다.

PLUS TIP 생물성 종양

생물성 종양은 양성이거나 악성이다. 양성종양은 일반적으로 침습되거나 전이되지 않으므로 예후가 좋다. 그러나 중요한 관이나 장기 근처에 발생하면 치명적일 수 있다. 악성 신생물은 숙주의 안녕과 생명을 심각하게 위협한다.

18

| 과목 | 성인간호학 | 정답 | ③ |

림프부종을 예방하기 위해 수술 후 초기에 팔운동을 격려하고 수술한 쪽으로 눕는 자세를 피하고 팔을 심장위치 정도로 올려주어 림프배액을 증진시킨다. 림프부종이 발생하면 탄력 붕대나 압박 의복의 착용, 마사지 등으로 치료할 수 있다.

19

| 과목 | 여성간호학 | 정답 | ③ |

자궁내막에서 분비되는 프로스타글란딘에 의해 자궁평활근이 과도하게 수축되어 발생한다.
① 원발성 원경곤란증은 자궁 내 염증반응과 관련이 없으며 월경 중 스트레스, 피로, 체중 감소, 긴장감 등으로 통증역치가 낮아져 발생할 수 있다.
④ 프로스타글란딘의 과도한 분비는 자궁협부의 긴장도를 증가 시키고 자궁동맥의 혈관경련을 초래하여 하복부 통증을 유발한다.

20

| 과목 | 기본간호학 | 정답 | ⑤ |

섬유소원은 DIC에서 낮게 나타나며 FDP(섬유소분해산물) 검사는 섬유소 파괴 시 발생하는 생성물을 측정하며 DIC에서 상승된다. Thrombin Time(트롬빈시간)은 섬유소원의 응고과정 측정 검사로 트롬빈을 첨가한 후 섬유소 응고까지 소요되는 시간을 나타낸다. 트롬보플라스틴 생성검사(TGT, Thromboplastin Generation Test)는 트롬포플라스틴 생산에 대해 측정한다.

21

| 과목 | 성인간호학 | 정답 | ③ |

①②③④ 안압 상승 방지를 위해 머리를 30도 정도 올리고 수술하지 않은 쪽으로 눕게 하며, 필요시 배변 완화제를 투여한다. 또한, 기침 및 재채기를 최소한으로 하도록 하고 고개를 숙이지 않도록 한다. 부드러운 식사 제공도 안압 상승을 예방하는 방법 중 하나이다.
⑤ 백내장 수술 후 제일 우선적으로 간호해야 할 것은 안압 상승 예방이다. 통증 조절은 안압 상승 예방 다음으로 중재해야 할 문제다.

22

| 과목 | 기본간호학 | 정답 | ③ |

복압성 요실금이라고도 하며 요도 괄약근이 허약해진 상태에서 복압이 상승하면 실금이 나타난다. 케겔 운동을 하도록 권장한다.

PLUS TIP 요실금 종류

㉠ **일시적 요실금** : 건강 상태에 따라 일시적으로 나타나며 건강이 회복되면 자연적으로 증상이 사라진다.

㉡ **기능적 요실금** : 불수의적이며 예측할 수 없어 방광 훈련 및 간이 소변기 등이 필요하다.

㉢ **스트레스성 요실금** : 복압성 요실금이라고도 하며 요도 괄약근이 허약해진 상태에서 복압이 상승하면 실금이 나타난다. 케겔 운동을 하도록 권장한다.

㉣ **긴박성 요실금** : 방광 용량이 감소한 상태로 강한 요의와 함께 불수의적인 방광 수축이 발생하여 갑작스럽게 다량의 요 배출이 나타난다. 케겔 운동 및 방광 훈련을 하도록 한다.

㉤ **반사성 요실금** : 소변이 방광에 일정량 채워지면서 예측이 가능한 간격으로 소변의 불수의적 배출이 일어나는 것이다. 흔히 대뇌전달에 장애가 있을 경우에 발생하며, 대상자는 방광이 찼음을 인지하지 못한다.

23

| 과목 | 성인간호학 | 정답 | ② |

① **재생불량성 빈혈** : 골수의 조혈조직이 감소하고 지방조직으로 대체됨으로써 조혈모세포가 감소하여 적혈구, 백혈구, 혈소판이 모두 감소하는 범혈구 감소증이 발생하는 질환이다.

③ **무과립 세포증** : 호중구의 생산이 감소하거나 과잉, 파괴되어 발생하는 질환이다.

④ **겸상적혈구병** : 유전질환으로 적혈구 모양이 낫 모양으로 변화하여 저산소증을 유발하고 심각한 빈혈을 일으키는 질환이다.

⑤ **급성 골수구성 백혈병** : 과립구의 전구세포인 골수아구의 무한증식으로 정상 조혈과정을 방해하여 발생하는 질환이다.

24

| 과목 | 여성간호학 | 정답 | ① |

② 즉시 옥시토신 투여를 중단한다.

③ 정맥으로 주입하는 수액의 속도를 증가시킨다.

④ 태아 저산소증을 예방하기 위해 의사에게 알린 후 산소마스크로 산소를 공급한다.

⑤ 태아와 산모의 자궁상태를 지속적으로 감시하며 태아 질식 증후가 나타나면 즉시 응급 제왕절개 분만을 한다.

PLUS TIP 옥시토신 투여

옥시토신은 자궁수축을 자극하여 분만을 유도하기위해 정맥 내로 투여한다. 아두골반 불균형, 태아선진부이상, 태아질식, 자궁파열위험성 등 금기가 아니라면 태아와 산모의 자궁 상태를 사정 후 옥시토신을 투여한다. 옥시토신을 주입하는 동안 지속적으로 감시하며 주입펌프를 통해 천천히 속도를 증가시킨다. 자궁수축이 45 ~ 60초 간격으로 10분에 2 ~ 3회 있으며, 수축압력이 60 ~ 70mmHg 유지되도록 투여한다. 옥시토신 투여로 인한 자궁의 과다자극 증상이나 태아질식 징후가 있는 경우 산모를 좌측위로 체위를 변경시킨다.

25

| 과목 | 기본간호학 | 정답 | ② |

① 주사 부위를 문지르지 않는다.

③④ 정맥주사의 특징이다.

⑤ 재빨리 주사바늘을 제거한다.

PLUS TIP Z – Track 기법 주사방법

㉠ 주사침을 삽입하기 전, 주사 놓을 피부와 피하조직을 한쪽으로 2.5 ~ 3cm 정도 잡아당긴다.

㉡ 내관을 빼보고 약물을 주입하는 동안에도 계속 피부를 잡아당겨준다.

㉢ 약물 주입 후, 약 10초 동안 계속 피부를 잡아당기면 근육 조직이 이완되어 약물이 흡수된다.

㉣ 주사침을 재빨리 빼면서 잡아 당겼던 피부를 놓는다.

㉤ 다른 조직 속으로 약물이 스며들 수 있으므로 주사 후, 주사 부위를 문지르지 않는다.

26 | 과목 | 기본간호학 | 정답 | ⑤ |

⑤ 위 억제성 펩티드(GIP) : 위의 기능을 억제하고 포도당 존재하에 인슐린의 분비를 촉진한다.

①② 가스트린(Gastrin) : 위액, 위산분비 및 위 운동성을 촉진하는 기능을 한다.

③ 콜레시스토키닌(CCK) : 췌장의 소화효소 분비를 촉진하고 담낭 수축에 관여하여 담즙 분비를 촉진한다.

④ 시크레틴(Secretin) : 위산을 중화하는 기능을 한다.

27 | 과목 | 기본간호학 | 정답 | ④ |

④ 삼각근은 접근이 쉬운 주사 부위지만 대부분 근육 발달이 미비해서 영아나 아동에서는 이용하지 않는다.

①② 둔부의 복면부위는 깊은 근육이며, 큰 혈관이나 주요 신경분포가 없어 안전하다.

③ 대퇴직근은 대퇴의 앞쪽에 있는 근육이다. 다른 사람이 주사를 놓아 줄 수 없을 때 혼자서도 주사할 수 있는 근육주사 부위이다.

⑤ 삼각근은 상완동맥이 인접하고 있어 약물의 흡수 속도가 근육주사 부위 중 가장 빠르지만, 상완골을 따라 요골신경과 심상완동맥이 있어 잠재적 손상 가능성이 크다.

28 | 과목 | 여성간호학 | 정답 | ⑤ |

보통 임신기간은 마지막 월경일(LMP)에서 280일이다. 분만예정일(EDC)는 네겔법칙에 따라 추정하는데 LMP 첫날에 +1년, −3개월 혹은 +9개월, +7일로 계산한다.

29 | 과목 | 여성간호학 | 정답 | ③ |

태향의 첫 번째 글자는 선진부가 태아골반의 오른쪽, 왼쪽(R/L)에 위치한 것을 나타내고, 두 번째 글자는 태아 선진부위 지적부위(O/S/M/A)를 나타낸다. 세 번째 글자는 모체골반의 전, 후, 횡측면(A/P/T)에서 선진부가 위치한 것을 나타낸다.

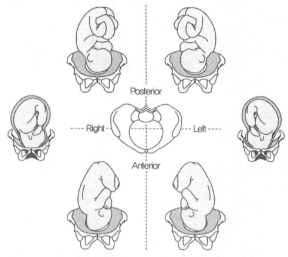

그림의 태아 선진부는 모체골반의 왼쪽 "L", 후면 "P"에 위치해 있고, 태아 선진부의 지적부위는 후두골로 "O"에 해당한다.

30 | 과목 | 기본간호학 | 정답 | ④ |

① 운반차에 이송 시 안전을 위해 적용하는 것은 벨트 억제대이다.

② 피부 질환이 있는 경우 긁는 행위를 방지하기 위해 적용하는 것은 장갑 억제대이다.

③ 신체에 삽입되어 있는 기구나 드레싱을 보호하기 위한 것은 장갑 억제대 및 사지 억제대이다.

⑤ 휠체어에 앉아있는 동안 억제해야 하는 경우에는 자켓 억제대를 사용한다.

31 | 과목 | 간호관리학 | 정답 | ③ |

① 공기 중에 에어로졸이 없어질 때까지 충분한 시간이 지난 후 청소해야 한다.

② 방문객을 제한하고 응급실 소아 환자의 보호자 수 역시 제한한다.

④⑤ 법정감염병 격리병실 사용 중인 환자에서 발생한 폐기물은 격리의료폐기물에 해당한다.

32 | 과목 | 성인간호학 | 정답 | ①

쿠싱증후군은 글루코코르티코스테로이드의 과잉생성으로 발생한다. 쿠싱증후군의 특징은 얼굴, 몸통 등 윗부분에 나타나는 중심성비만이다. 코르티솔은 혈당을 높이고 인슐린과 길항하여 고혈당을 유발하며 혈관내피의 카테콜아민, 안지오텐신Ⅱ에 대한 감수성을 높이는 작용을 해 고혈압을 초래한다. 또한 코르티솔은 단백질을 이화시켜 근육을 분해하기 때문에 근력이 저하되고 멍이 잘 들며 피부가 약해진다. 코르티솔은 비타민 D와 길항 작용하여 골밀도가 감소하고 골다공증이 발생한다. 이 외에 우울증, 다모증, 월경 장애가 나타나기도 한다.

33 | 과목 | 성인간호학 | 정답 | ①

폐포의 Type 1세포는 가스교환에 관여하며, Type 2세포는 계면활성제 생산 관여한다. 폐는 수백만 개의 폐포로 구성되며 호흡성 세기관지, 폐포관, 폐포낭으로 구성된다. 윤상연골은 갑상연골 아래에 위치하여 기관절개하는 해부학적 위치이다.

34 | 과목 | 성인간호학 | 정답 | ③

위 – 식도 역류 질환을 관리하기 위해서는 소량씩 자주 섭취해야 한다. 음식물 통과를 위하여 충분한 수분과 섬유질이 풍부한 음식을 섭취하는 것이 좋다. 고지방 식이는 하부 식도 괄약근의 압력을 감소시켜 위 배출을 지연시키므로 저지방 식이를 해야 한다. 취침 전 식사를 금하며 취침 시에는 머리를 30도 정도 상승하여 눕는 것이 좋다. 또한, 식후에는 몸을 앞으로 구부리며 무거운 물건을 들거나, 배변 시 강하게 힘주는 등의 복압 상승 행동은 제한하여야 한다.

35 | 과목 | 기본간호학 | 정답 | ②

① 알츠하이머병은 대뇌피질에 침범한다.
③ 헌팅톤 무도병은 대뇌 기저핵과 뇌간에 침범한다.
④ 혈관확장성 운동실조증은 척수와 소뇌에 침범한다.
⑤ Kugelberg – Welander 증후군은 운동신경세포에 침범한다.

36 | 과목 | 성인간호학 | 정답 | ①

①② 하루 2회 식사 중에 복용한다.
③④ 수술 후 Cortisol은 평생 복용한다.
⑤ 스트레스 상황이 있을 경우 복용량을 증가한다.

PLUS TIP 부신절제술 후 약물 복용

㉠ 약의 복용을 임의로 중단하지 않도록 한다.
㉡ 약의 중단 시 부신피질 기능 저하증이 나타난다.
㉢ 일 2회 식사와 함께 복용한다.
㉣ 스트레스 상황에 있을 경우 약의 용량을 증가한다.

37 | 과목 | 기본간호학 | 정답 | ④

④ 냉요법의 효과이다.

PLUS TIP 열요법의 효과

㉠ 세포 신진대사를 증진시켜 조직의 산소요구량을 증가시킨다.
㉡ 식균작용을 증가시켜 화농작용을 촉진한다.
㉢ 근육 이완, 근육경련 완화로 관절 강직을 감소시킨다.
㉣ 통증을 완화한다.

38 | 과목 | 기본간호학 | 정답 | ③

골다공증을 예방하기 위해서는 칼슘과 마그네슘, 비타민 D 섭취량을 늘리는 것이 좋으며, 단백질은 적당량을 섭취하는 것이 좋다.

39 | 과목 | 성인간호학 | 정답 | ⑤

신체반응 정도와 의식회복을 관찰하고 호흡기 합병증 예방, 활력징후, 피부색과 상태 등을 관찰하기 위함이다.

40

| 과목 | 기본간호학 | 정답 | ③ |

㉠㉢ NREM 수면에 대한 설명이다. 정상 수면은 느린 눈 운동(NREM)과 빠른 눈 운동(REM)수면으로 구성된다. NREM수면은 1 ～ 4 단계의 수면으로 구성되며, 전체 수면의 75 ～ 80%를 차지한다. NREM 수면 동안에는 부교감신경계가 우세해지면서 체온, 맥박, 호흡, 혈압, 대사율이 감소하는 것이 관찰된다. REM 수면 동안 깨어난 사람은 거의 항상 자신이 꿈을 꾸고 있었다고 하고, 자신의 꿈을 생생히 기억해낸다. REM 수면은 학습, 기억, 적응 역할에 필수적이며 뇌조직과 인지 회복을 위해 중요하게 여겨진다.

41

| 과목 | 기본간호학 | 정답 | ② |

② 흡수성 폐쇄드레싱으로 삼출물이 젤 형태로 변화하면서 조직을 재생시킨다. 2 ～ 4단계 욕창에 사용한다.
① 배액이 적고 감염으로 괴사된 상처에 주로 사용한다.
③ 삼출액 적은 상처의 1차 드레싱 방법이다.
④ 상처에 수분 제공과 사강을 채워주며 욕창, 티눈, 수술 상처 등에 사용한다.
⑤ 상처 표면에 수분 제공하며, 삼출물이 되는 상처나 욕창, 티눈 등에 사용한다.

42

| 과목 | 성인간호학 | 정답 | ① |

심인성 쇼크는 심장수축력의 장애로 심박출량이 감소하여 조직에 충분한 산소를 공급하지 못할 때 발생한다. 원인으로는 심근경색, 심실비대, 심정지, 심실세동, 판막협착증, 심장수술 후 심장압전 등이 있다. 증상은 혈압이 감소하고 보상기전으로 심박동수가 증가하며 우심부전 쇼크 시 경정맥 정체로 중심정맥압이 상승한다. 좌심부전 쇼크 시 폐순환 역류로 폐부종이 발생하여 청진 시 수포음이 들리고 폐모세혈관쐐기압이 증가한다.

43

| 과목 | 기본간호학 | 정답 | ② |

① 무호흡(Apnea)
③ 쿠스말 호흡(Kussmaul 호흡)
④ 지속흡입(Apneusis)
⑤ Biot's 호흡

44

| 과목 | 기본간호학 | 정답 | ③ |

모르핀(Morphine)은 이산화탄소에 대한 호흡중추 뉴런의 감수성을 저하시켜 호흡을 억제한다. 따라서 모르핀 투약 전 호흡수를 측정하고 투약 후 호흡 양상을 주의 깊게 모니터링한다. 분당 8회 미만의 심각한 호흡 억제 시 Naloxone을 0.4 ～ 2mg/회 투여한다.

45

| 과목 | 성인간호학 | 정답 | ④ |

흡연은 만성폐쇄성 폐질환을 일으키는 가장 위험한 요인이다.

46

| 과목 | 성인간호학 | 정답 | ⑤ |

간경병증에서 간조직의 섬유화, 간정맥 혈류 흐름의 저항성 증가로 간문맥압이 상승하여 대정맥으로 가는 혈류의 측부순환이 발생한다. 측부순환은 항문, 직장부위 정맥, 제와정맥, 식도정맥의 정맥류를 초래하고 정맥류의 파열 시 출혈이 발생한다. 또한 문맥성 고혈압은 비장울혈과 비장비대를 초래한다. 간경화로 인해 암모니아와 같은 노폐물 배설에 문제가 발생하면 간성뇌증을 유발하여 의식상태의 변화를 초래한다. 간세포의 기능저하로 혈액 내 알부민 감소 시 혈관 내 교질삼투압이 감소하여 복수가 생기고 이는 자연발생적 세균성 복막염을 유발한다. 이 외에도 간경병증에서 응고장애, 황달, 거미혈관종, 여성형 유방, 간신증후군, 간폐증후군, 간암 발생이 높다.

47 | 과목 | 성인간호학 | 정답 | ②

지용성 비타민에는 A, D, E, K가 있고 수용성 비타민에는 B군, C, 비오틴, 엽산 등이 있다.

① 비타민 A는 간에 주로 저장되며 눈의 세포분화 역할을 하여 야간에 사물을 볼 수 있게 한다.

③ 비타민 D는 칼슘과 인의 혈청수준을 유지하고 뼈 무기화 작용에 도움을 준다.

④ 비타민 B3는 Niacin이라고도 하며 Atp를 생산하는데 조효소로 작용한다.

⑤ 비타민 D는 지용성비타민으로 간이나 지방조직에 저장된다.

48 | 과목 | 성인간호학 | 정답 | ④

경결의 직경이 0 ~ 4mm면 음성, 5 ~ 9mm면 의심, 10mm 이상이면 양성을 의미한다.

49 | 과목 | 성인간호학 | 정답 | ②

② 제7뇌신경 : 제7뇌신경인 안면신경의 마비를 벨 마비(Bell's Palsy)라고 하며 염증에 의해 안면신경이 손상되어 발생한다. 귀 뒤쪽 통증, 마비 된 쪽의 눈이 잘 안 감김, 웃을 때 마비 된 쪽의 입이 반대쪽으로 돌아감, 이마에 주름을 지을 수 없음 등의 증상이 나타난다. 대개 수개월 내 자연적으로 호전되지만 후유증이 남을 수 있다.

① 제3뇌신경 : 동안신경으로 안구의 측면운동, 동공수축, 안검거상의 기능을 한다.

③ 제9뇌신경 : 설인신경으로 혀 후방감각, 미각, 인두운동과 감각, 연하운동의 기능을 한다.

④ 제10뇌신경 : 미주신경으로 혀 후방, 인두, 후두의 감각과 운동, 심장, 위, 간 등의 자율신경으로서의 기능을 한다.

⑤ 제12뇌신경 : 설하신경으로 혀 운동과 음성조음의 기능을 한다.

50 | 과목 | 성인간호학 | 정답 | ④

④ 간생검 후 간호에 대한 설명이다.

51 | 과목 | 기본간호학 | 정답 | ①

② 방사선멸균 : 감마선이 투과력이 매우 강하여 제품을 완전 포장한 상태로 멸균이 가능하고, 유해성분이 남지 않는 장점이 있다.

③ E.O.가스멸균 : 아포를 포함한 모든 미생물을 파괴하고 열에 약한 제품을 멸균할 때 사용된다. 고압증기멸균보다 비용이 많이 든다.

④ 건열멸균 : 건열멸균기를 사용하여 160 ~ 170도의 열에서 1 ~ 2시간 정도 멸균하는 방법이다.

⑤ 과산화수소가스 플라즈마멸균 : 58%의 과산화수소를 가스화하여 50도 이하에서 40 ~ 70분 정도 멸균하는 것이다.

52 | 과목 | 기본간호학 | 정답 | ②

위관의 위치를 확인하기 위해 위액을 흡인한다. 이때 일반적으로 위액의 pH는 1 ~ 4로 초록색이다. 위산억제제를 복용하는 경우 pH는 4 ~ 6, 폐분비물과 늑막액의 pH는 7 이상이다.

53 | 과목 | 성인간호학 | 정답 | ④

기관절개관이 갑자기 빠진 경우, 지혈집게 또는 확장기를 사용하여 기관지관이 열려있는 상태로 유지하는 것이 가장 우선적으로 이루어져야 한다. 흡인이나 AMBU - Bag을 통한 산소공급 등은 기관내삽관을 확보하고 유지된 후 이루어져야 한다.

54 | 과목 | 성인간호학 | 정답 | ⑤

요흔성 부종은 우심부전의 증상으로 모세혈관의 정수압이 혈장의 교질삼투압보다 커지면서 모세혈관의 수분이 간질 내로 이동하여 발생하게 된다. 우심부전은 말초부종과 정맥울혈이 발생하게 된다. 장기간 지속 시 심장성 간경화가 발생으로 복수와 황달이 나타나기도 한다.

PLUS TIP 좌심부전

폐울혈, 호흡기 조절 장애로 발생하며 앙와위 시 폐와 심장으로 들어오는 혈액량의 증가로 기좌호흡이 발생한다. 붉은 거품이 많은 객담이 배출되는 기침이 특징이며 양쪽 폐의 수포음이 들리기도 한다. 신장의 변화로 인해 초기에는 야뇨증이 발생하며 신장으로 혈류가 증가하기 때문이다. 말기에는 심박출량 감소로 핍뇨가 발생한다.

55

과목	성인간호학	정답	⑤

밀봉흉곽배액은 흉강으로부터 나오는 공기와 배액물 배출을 촉진하고, 늑막강 내 정상적인 음압을 회복시켜 폐조직의 재팽창을 돕는다. 흉관이 눌리거나 꼬이면 배액을 방해하고 역류 되므로 체위 변경 시 주의해서 시행한다.

56

과목	성인간호학	정답	⑤

A형 간염은 분변 – 구강 경로에 의해 감염되므로 대소변 관리 위생에 신경 쓰고, 환자에게 손 씻기의 중요성을 교육한다. A형 간염 환자를 간호할 때는 장갑을 끼고, 옷, 수건 등은 따로 처리하고 소독한다.

57

과목	성인간호학	정답	③

편도절제술 후 Aspitin 사용, 빨대 사용, 가래 뱉기, 코풀기는 출혈을 유발할 수 있으며 차갑고 부드러운 음식을 제공하도록 한다.

58

과목	기본간호학	정답	⑤

단백음식 섭취 시 하부 식도괄약근의 긴장도는 증가한다. 하부식도괄약근은 미주신경에 의해 조절되며 뇌간 기능에 해당한다. 긴장도에 영향을 미치는 요인은 미주신경자극(증가), 가스트린분비(증가), 세크레틴 분비(감소), 콜레시스토키닌 분비(감소), 제산제제(감소), 단백음식(증가), 음주흡연(감소), 카페인 초콜릿(감소)이다.

59

과목	성인간호학	정답	④

④ TUR – BT(Transurethral Resection of Bladder Tumor) : 경요도방광종양절제술로, 비뇨기과 의학용어이다.
① EUS(Endoscopic Ultrasonography) : 내시경 초음파 검사이다.
② GFS(Gastrofiberscopy) : 위내시경 검사이다.
③ LFT(Liver Function Test) : 간 기능 검사이다.
⑤ GERD(Gastroesophageal Reflux Disease) : 위식도 역류질환이다.

60

과목	성인간호학	정답	②

심부정맥혈전증(DVT)의 혈전이 떨어져 나갈 수 있으므로 마사지는 하지 않는다.

61

과목	성인간호학	정답	④

ⓒ 항혈소판제의 복용은 혈전으로 인한 뇌경색의 위험이 높은 사람들에게 필요한 예방법이다.

PLUS TIP 지주막하 출혈

동맥류 파열, 뇌외상, 코카인의 남용으로 흔히 발생하는 것이다. 동맥류 예방을 위한 고혈압 관리 교육과 동맥류 파열 후 재출혈 예방교육이 필요하다. 또한 코카인과 같은 중독성 약물의 남용은 지주막하 출혈의 위험요인이므로 예방교육이 필요하다.

62

과목	성인간호학	정답	②

① 베타교감신경 차단제는 심근의 산소요구를 감소시켜, 심박수를 저하시키고 혈압은 낮춰 협심증의 발작빈도를 감소시킨다.
③ 항혈전제는 혈소판 응집을 억제하고 응고력을 감소시켜 급성심근경색의 진행을 예방한다.
④ 안지오텐신Ⅱ 수용체 차단제는 안지오텐신 수용체를 차단하여 알도스테론 분비를 억제하여 혈관이 수축되는 것을 예방한다.
⑤ 안지오텐신 전환 효소억제제는 안지오텐신Ⅰ이 안지오텐신Ⅱ로 전환되는 것을 차단하여 혈관이 수축되는 것을 억제한다.

63 | 과목 | 기본간호학 | 정답 | ⑤

유방암의 아형은 침윤성 관암, 소엽암, 수질암, 파제트병, 점액암으로 나뉘며 침윤성 관암이 임상적 예후가 가장 좋지 않다.

PLUS TIP 여성 유방의 종양

㉠ **섬유샘종**: 양성종양으로 주위와 경계가 분명한 결절을 형성한다. 간질과 유관의 양쪽 성분으로 된 종양 중에서 간질성분의 증식이 현저한 것을 엽상 종양이라고 부른다. 20대와 30대에서 호발한다.

㉡ **관내유두종**: 유두관내의 상피세포가 유두상으로 증식하는 양성종양이다. 유관의 상피세포와 그 외측에 있는 근상피세포가 이층성의 배열을 유지하고 결합 조직성 간질을 심지로 해서 유두상의 구조를 나타낸다.

㉢ **유방암**: 40 ~ 50대에 호발하며 유방의 상외측 4분원에 가장 많이 생긴다. 암세포가 유관 내에 머무는 것을 비침윤암, 기저막을 파괴해 침윤하는 것을 침윤암이라고 부른다. 유방암의 종류는 침윤성 관암, 파제트병, 소엽암, 점액암, 수질암 등이 있으며 침윤성 관암이 임상적 예후가 가장 좋지 않다.

64 | 과목 | 성인간호학 | 정답 | ①

Stryker Frame은 척수손상 환자에게 사용하는 기구로 환자 체위를 앙와위에서 복위로 변경 가능하다.
② 재활치료나 물리치료는 입원 중에 시작한다.
③ 방광팽만이나 요정체로 인한 합병증 예방을 위해 필요시 도뇨를 시행한다.
④ 운동 간호 목표는 환자의 손상부위 이상의 운동성 회복이다.
⑤ 척추가 움직이지 않도록 환자를 반듯이 눕히고 이동한다.

PLUS TIP 척수손상 환자 간호

㉠ 응급 상황 시 환자를 함부로 움직이면 영구손상을 초래할 수 있다. 따라서 척추가 움직이지 않도록 부목이나 널빤지위에 환자를 반듯이 눕히고 이동해야 한다.

㉡ 운동 목표는 환자 능력을 최대화 시키고 잔존능력으로 일상생활 동작을 스스로 수행하게 하는 것이다.

㉢ 입원 중 물리치료와 재활치료를 시작하여 합병증을 최소화하고 신경학적 기능의 최대 수준을 유지한다.

㉣ 방광팽만과 요정체로 인한 발생 예방을 위해 섭취량과 배설량을 체크하고 필요시 도뇨를 시행한다.

65 | 과목 | 병태생리학 | 정답 | ④

Thrombosis은 혈전증을 말한다.

66 | 과목 | 기본간호학 | 정답 | ③

모든 억제대는 처방이 필요하다.

67 | 과목 | 성인간호학 | 정답 | ①

① **심장압전**: 정맥혈이 심장으로 유입될 수 없을 정도의 많은 수분이 심장 내 축적되어 심실의 충만을 감소시킨다. 이로 인해 정맥압이 증가하고 심박출량과 동맥압은 하강하게 되며 맥압은 감소한다.

② **심낭염**: 급성 또는 만성으로 발병하며 심낭에 염증이 발생하면 섬유소, 내피세포 등을 포함한 삼출물이 생성되고 심낭을 둘러싸 늑막과 주변조직에 염증을 일으킨다. 심낭마찰음이 발생이 특징이다.

③ **심근염**: 심근에 발생한 염증성 심근병증이며 확장성 심근병증으로 인한 심부전, 심정지의 합병증이 유발될 수 있다. 주로 바이러스 감염으로 발생한다. 드물게 심낭마찰음이 발생하기도 한다.

④ **심내막염**: 심장 내막에 염증이 생기며 주로 판막에 발생하게 된다. 아급성세균성 심내막염, 급성세균성 심내막염이 있다.

⑤ **류마티스성 심질환**: 류마티스 열 합병증으로 인해 발생한다. 류마티스열은 전신적 염증성 질환으로 편도인두 부분의 A군 감마 – 용혈성 연쇄상구균 감염의 후속 반응으로 나타난다. 류마티스열의 주요 임상증상으로는 심염, 관절염, 무도병, 윤상홍반, 피하결절, 발열 이 있다.

68 | 과목 | 기본간호학 | 정답 | ④

④ Ig E : 과민반응을 매개하며, 비만세포와 결합하여 매개물에 유리 촉진반응을 일으킨다.

① Ig G : 태반을 통해 전달되며 2차 면역 반응에서 가장 먼저 합성된다. 혈장, 간질액에 존재하며 항원은 옵소닌 작용을 한다.

② Ig A : 장액점액성 분비물과 순환 혈액에 존재한다. 신체 분비물에 존재하며 점막 표면에 미생물의 침입을 막는다.

③ Ig M : 1차 면역 반응에서 가장 먼저 나타난다. 보체를 활성화 시킨다. 혈장에 존재하며 항체에 강한 응집반응을 나타낸다.

⑤ Ig D : 림프구를 분화하며, 아직 기능이 다 알려지지 않았다.

69 | 과목 | 성인간호학 | 정답 | ②

고관절 전치환술 후에는 탈구 예방을 위해 높은 변기나 팔걸이 있는 의자를 이용하며 주치의의 허락 없이는 수술 부위로 눕지 않는다. 그리고 외전 상태를 유지하기 위해 다리 사이에 베개를 두고 자야한다. 또한, 말단 부위의 내외회전은 삼가도록 한다.

70 | 과목 | 성인간호학 | 정답 | ④

① 화농성 관절염은 염증을 일으키는 감염원이 관절에 침입하여 발생한다. 인공관절, 당뇨병, 면역 기능 저하 등이 원인이다.

② 류마티스 관절염의 원인은 정확하지 않지만 자가면역 현상이 주요 기전으로 알려져 있다.

③ 통풍성 관절염은 요산결정이 관절주변의 조직에 붙어서 생긴다. 과음·비만증·유전 등이 원인이다.

⑤ 퇴행성 관절염의 원인은 정확하지 않지만 나이, 성별, 유전적 요소 등의 영향을 받는다.

71 | 과목 | 성인간호학 | 정답 | ⑤

수술 저작으로 인한 안구 긴장을 줄이기 위해 24시간 동안 미음과 같은 부드러운 음식을 섭취할 수 있게 한다.

72 | 과목 | 성인간호학 | 정답 | ①

① 식전 2시간, 식후 즉시에는 시행하지 않는다.

② 폐암, 골절, 전이성질환 환자는 금한다.

③ 체위배액 중 기침을 하게 하여 객담 배출을 돕는다.

④⑤ 불편감을 호소하지 않는다면 정확한 자세를 취한 후 5분간 자세를 유지한다.

73 | 과목 | 성인간호학 | 정답 | ③

③ 전정기능 검사로 외이도에 찬물이나 체온보다 따뜻한 물을 주입하면 내림프에 생긴 유동으로 촉발되는 온도 안진 정동에 따라 전정의 기능을 확인하는 검사이다.

①②④ 청력검사이다.

⑤ 불을 끄고 병변에 빛을 쏘아 투과 되는지 확인하는 검사이다.

74 | 과목 | 성인간호학 | 정답 | ④

기관절개술이나 기도내관 삽관을 통해 호흡기능을 유지한다.

PLUS TIP 길랑 – 바레 증후군

㉠ 바이러스 감염에 의한 자가면역반응의 염증성 다발성 신경병이다.

㉡ 하지에서 상부로의 운동마비를 초래한다.

㉢ 얼굴신경마비, 말 더듬증, 삼킴 장애, 호흡근 장애를 초래하며 호흡마비를 일으킨다.

㉣ 폐활량 및 1회 호흡량을 관찰하며 호흡을 유지시킬 수 있도록 한다.

75 | 과목 | 성인간호학 | 정답 | ③

노화와 호르몬 변화로 인해 노인에게 흔히 발생한다.

📰PLUS TIP 양성 전립선 비대증

㉠ 전립샘 조직 증식으로 요도가 압박도어 배뇨장애가 발생된다.

㉡ 호르몬 변화와 노화로 인해 노인에게 호발한다.

㉢ 전립샘이 만성염증이나 동맥경화증으로 인해 발생하기도 한다.

㉣ 전립샘이 비대하고 결절 조직이 증가한다.

㉤ 배뇨긴장, 비뇨시작 지연, 소변흐름 감소, 배뇨곤란, 야뇨, 혈뇨, 긴급뇨 등의 증상이 나타난다.

㉥ 일상생활을 유지하며 혈액응고 형성을 방지하기 위해 충분한 수분을 섭취하도록 한다.

㉦ 자극적인 음식이나 알코올 섭취를 제한한다.

㉧ 감염예방을 위해 방광세척이나 항생제를 복용한다.

㉨ 힘든 운동이나 장시간 운전을 피한다.

㉩ T바인더로 지지한다.

㉪ 따뜻한 물로 좌욕을 하며, 전립선 마사지를 해준다.

76 | 과목 | 성인간호학 | 정답 | ④

진성적혈구증은 적혈구가 순간, 정상치 이상으로 상승하는 질환이다. 수액투여와 수분섭취 권장으로 혈액점도를 떨어뜨리며, 순환정체로 인한 혈전 형성 예방을 위해 보행하도록 격려한다.

77 | 과목 | 성인간호학 | 정답 | ②

📰PLUS TIP 헬리코박터 파일로리

㉠ 십이지장 궤양 환자의 90%, 위궤양 환자의 70%에서 헬리코박터 파일로리균이 감염되었다.

㉡ 헬리코박터 파일로리균 감염 환자 20명 중 1~2명이 궤양으로 발전한다.

78 | 과목 | 성인간호학 | 정답 | ③

① 혈관수축 예방을 위해 금연한다.

② 폐쇄성 동맥 혈전 맥관염 완화를 위해 버거알렌 운동을 한다.

④ 동맥혈류 증진을 위해 보온을 유지한다.

⑤ 혈관 압박 방지를 위해 꽉 조이는 양말이나 벨트를 사용을 피한다.

📰PLUS TIP 혈액순환 증진 간호

㉠ 혈관수축 예방 : 금연이나 추위, 스트레스를 관리한다.

㉡ Burger Allen 운동 : 폐쇄성 동맥 혈전 맥관염 완화를 위한 운동을 시행한다.

㉢ 보온 : 동맥혈류 증진을 위해 보온을 유지한다.

㉣ 혈관 압박 방지 : 몸에 꽉 조이는 양말이나 벨트 등을 피한다.

㉤ 약물요법 : 혈관확장제, 교감신경 차단제를 투여한다.

79 | 과목 | 성인간호학 | 정답 | ③

①② 1단계에 이뇨제를 복용한다.

④ 3단계에 이뇨제와 교감신경 차단제, 혈관확장제를 복용한다.

⑤ 4단계에 이뇨제와 교감신경 차단제, 혈관확장제, 교감신경억제제를 복용한다.

📰PLUS TIP 고혈압 약물요법

㉠ 1단계 : 이뇨제

㉡ 2단계 : 이뇨제 + β 차단제

㉢ 3단계 : 이뇨제 + β 차단제 + 혈관확장제

㉣ 4단계 : 이뇨제 + β 차단제 + 혈관확장제 + 교감신경억제제

80 | 과목 | 성인간호학 | 정답 | ⑤

① 중증 복합면역결핍증 : T세포와 B세포의 분화과정에 장애가 발생하여 T, B 세포가 거의 존재하지 않는다.

② 위스코드 알드리치 증후군 : T세포와 B세포의 기능이 모두 저하되어 반성열성유전으로 남아에게 나타난다. 혈소판 감소증으로 출혈과 아토피피부염이 동반된다.

③ 디조지 증후군 : B세포는 정상이지만 T세포의 기능이 저하된다.

④ 무감마글로불린혈증 : B세포의 기능이 저하되지만, T세포는 정상이다.

1

과목	성인간호학	정답	①

목발의 길이가 길 경우 상완신경총 압박으로 Paralysis을 초래하게 된다.

2

과목	성인간호학	정답	①

중추신경계 뇌조직의 손상을 예방하기 위해 심정지 발생 후 4 ~ 6분 이내 정확한 소생술로 치료하여야 한다.

3

과목	성인간호학	정답	①

① 부종
② 발열
③ 통증
④ 호흡 증가
⑤ 체중 감소

PLUS TIP 염증 증상

㉠ 5대 증상(국소적 반응) : 발열, 발적, 부종, 통증, 기능 장애
㉡ 전신 증상 : 맥박상승, 호흡증가, 백혈구 증가, 오한, 통증, 전신허약, 피로, 체중 감소 등

4

과목	성인간호학	정답	③

① 억제대 자체가 낙상 예방이 되지 않고 억제대 사용으로 인한 심한 손상을 초래한다.
② 만약의 상황을 대비하여 두꺼운 카펫을 움직이지 않도록 고정하여 깔아둔다.
④ 침상에 있는 동안은 항상 침상 난간을 올린다.
⑤ 객관적 사정 척도를 사용하여 낙상 고위험군 사정을 한다.

5

과목	성인간호학	정답	④

가장 효과적인 가스교환의 환기량, 관류량 비율은 4 : 5 즉 0.8 : 1이다.

PLUS TIP 환기(v)와 관류(t)의 비율

㉠ 환기(Ventilation) : 호기와 흡기에 의해 폐포에서 공기가 들어가고 나가는 것을 말한다.
㉡ 관류(Tissue Permission) : 폐포 혈액공급에 의한 산소(O_2)와 이산화탄소(CO_2)의 교환이다.
㉢ 폐첨에서의 환기 : 관류 = 1 : 1
㉣ 기저부에서의 환기 : 관류 = 0.8 : 1

6

과목	성인간호학	정답	⑤

① 위산 감소
② 체지방 감소
③ 간 기능 감소
④ 신장 기능 감소

PLUS TIP 노인 약물반응 변화요인

㉠ 사구체 여과율 감소로 인해 약물 배설이 되지 않고 축적된다.
㉡ 위산 감소로 산이 매개하는 약무 흡수가 저하된다.
㉢ 간 기능 감소로 약물대사가 원활하지 않고 작용시간이 길어진다.
㉣ 체지방 감소로 약물이 지방에 저장되지 못하고 작용시간이 증가한다.

7

과목	성인간호학	정답	④

신경성 쇼크는 교감신경계 손상으로 평활근과 혈관이 이완이 이완되어 발생한다. 서맥, 저혈압, 피부 건조 등의 증상이 나타난다.

📇 PLUS TIP 쇼크의 종류

㉠ **저혈량성 쇼크** : 원인으로 화상, 출혈, 탈수 등에 의한 체순환 혈액량 감소가 있으며, 수축기 혈압이 저하되고 맥박이 100회 이상으로 빨라진다. 먼저 출혈부위를 압박하고, 기도확보를 한다. 산소를 투여하며 체액 손실을 조절해 순환 혈액량을 증가시켜야 한다.

㉡ **심인성 쇼크** : 심박출량 감소, 심근경색, 부정맥 등이 원인이 될 수 있으며 빈맥, 저혈압, 맥압 저하 등의 증상이 나타난다. 산소를 투여해주고 심근경색 및 부정맥 조절을 위해 약물을 투여한다.

㉢ **패혈성 쇼크** : 혈액 내 세균 감염으로 전신 혈관이 확장되고 혈압이 저하되면서 나타난다. 안절부절못하고 호흡성 산증이 나타난다. 혈압상승제 투여 및 항생제 치료를 시행하며 산 − 염기 균형을 유지해준다.

㉣ **신경성 쇼크** : 약물 과다복용, 척추 손상 등으로 교감신경계가 손상되어 발생할 수 있다. 서맥, 저혈압 등의 증상이 나타나며 기도유지, 혈압유지, 심박출량 유지 등의 중재를 해준다.

㉤ **아나필라틱 쇼크** : 약물, 음식, 독, 곤충 등에 대한 과민반응으로 혈압 저하, 혈관 확장으로 인한 두통, 호흡기계 억압, 의식 수준 저하 등의 증상이 나타난다. 기도를 유지해주고 항히스타민, 기관지 확장제 또는 Corticosteroid를 주사한다.

8

과목	성인간호학	정답	①

밀봉배액병의 파동이 사라진다는 것은 혈괴나 튜브의 꼬임으로 관이 막힘을 의미한다.

📇 PLUS TIP 흉곽 밀봉배액

㉠ 흉막강 내로부터 공기와 삼출물을 제거하고 음압을 유지시켜 폐를 재팽창시킨다.

㉡ 늑막강 내 공기 유입 방지를 위해 밀봉배액병 관 끝은 물속에 잠겨있어야 한다.

㉢ 흡기 시 배액관 물기둥이 올라가고 호기 시 내려간다.

㉣ 기포 생성 시 공기가 새는 것이므로 즉각적인 조치가 필요하다.

9

과목	성인간호학	정답	③

③ 부종감소와 배액촉진을 위한 반좌위를 취해준다.
① 수분섭취를 격려한다.
② 냉찜질을 적용한다.
④ 기침이나 코를 푸는 행위로 수술 부위 압력을 증가시키지 않도록 한다.
⑤ 분비물은 뱉어내게 하며 코는 가볍게 닦아낸다.

10

과목	성인간호학	정답	②

① 호흡증진을 위한 반좌위를 취한다.
③ 항생제를 투여한다.
④ 기침, 심호흡을 격려한다.
⑤ 고탄수화물, 고단백 식이를 제공한다.

📇 PLUS TIP 폐렴환자 간호중재

㉠ 산소를 공급한다.
㉡ 적절한 수분섭취를 한다.
㉢ 고탄수, 고단백 식이를 제공한다.
㉣ 열조절을 하고 항생제를 투여한다.
㉤ 호흡증진을 위한 반좌위를 취한다.
㉥ 산소요구량과 호흡곤란을 감소시키기 위해 휴식을 권장한다.
㉦ 통증조절을 위해 진통제를 투여한다.
㉧ Nebulizer를 적용하고 기관지 확장제를 투여한다.
㉨ 폐색전과 무기폐 방지를 위해 체위 변경을 한다.

11

과목	성인간호학	정답	④

①③ 항응고제는 출혈 경향을 증가시키기 때문에 사용을 제한한다.
② 변비예방을 위해 섬유소 섭취를 격려하고 필요시 대변 완화제를 투여한다.
⑤ 코를 심하게 푸는 행위나 심한 기침, 점막 자극이나 장운동 과잉을 촉진할 수 있는 행위는 하지 않도록 한다.

12 | 과목 | 성인간호학 | 정답 | ④ |

①② 응고, 섬유소 용해인자가 감소한다.
③ 혈소판 수가 감소한다.
⑤ 혈중 피브리노겐이 저하된다.

PLUS TIP DIC(산재성 혈관내 응고증)

㉠ 혈액 내로 손상된 조직이 순환하면서 작은 혈관들에 혈액응고가 생겨 응고인자와 혈소판을 많이 소비해 생기는 질병이다.
㉡ PT, aPTT 지연, 피브리노겐 저하, 혈소판 감소가 나타난다.
㉢ 섬유소 응고물질이 신장 혈관을 차단하여 신부전이 발생한다.

13 | 과목 | 성인간호학 | 정답 | ② |

만성신부전 발생으로 인해 요산 증가, 요비중 감소, 요산 나트륨 감소 등이 나타난다.

PLUS TIP 다발성 골수종

㉠ Immunoglobulin을 생성하여 뼈를 파괴하고 침착하는 종양이다.
㉡ 40세 이상 남성 고령자에게서 흔히 발생한다.
㉢ 증상으로는 요통, 신경병증, 뇌신경이상, 반복적 감염, 체중 감소, 추위에 민감한 증상 등이 나타난다.
㉣ 콩팥기능 상실로 만성 신부전이 나타나고 그로 인해 요산 증가, 요배설 감소, 요비중 감소, 요중 나트륨 감소 등의 증상이 나타난다.

14 | 과목 | 성인간호학 | 정답 | ⑤ |

⑤ 철분치료 시 흔히 변비가 나타나므로 고섬유 식이를 하도록 한다.
① 철분제 복용 시 대변 속에 철분이 섞여 배설되어 변 색깔이 검게 변할 수 있다.
② 치아 착색 예방을 위해 액체형 철분제는 희석 후 빨대를 이용한다.
③ 산성화로 인해 흡수에 도움이 되는 비타민 C, 오렌지주스와 함께 복용한다.
④ 철분은 산상 환경에서 가장 잘 흡수 되므로 음식과 섞이는 것을 방지하기 위해 식간에 복용한다.

15 | 과목 | 성인간호학 | 정답 | ② |

② 장의 압력 및 폐쇄를 완화하고 위액 흡인으로 인한 팽만을 예방한다.

16 | 과목 | 성인간호학 | 정답 | ③ |

PLUS TIP B형 간염 항원 – 항체 검사

㉠ HBsAg(+) : 전에 B형 간염에 걸렸거나 회복되는 상태
㉡ HBsAg(−), HBsAb(−) : 예방접종 필요
㉢ HBeAg(+) : 감염력이 강함
㉣ HBeAb(+) : 감염력 없음

17 | 과목 | 성인간호학 | 정답 | ④ |

어류 복용 후 생긴 증상으로 비오리오 장염이다.

PLUS TIP 장염 비브리오균

㉠ 그람 음성균
㉡ 어패류에 의해 식중독 균을 퍼트린다.
㉢ 세포독성, 심장독성, 설사원성 독소를 생산한다.
㉣ 설사, 복통, 구토 등의 증상이 나타난다.

18 | 과목 | 성인간호학 | 정답 | ③ |

식사 직후나 앙와위에서 주로 발생한다.

PLUS TIP 위식도 역류질환

㉠ 가슴앓이 : 타는 듯한 감각이 견갑골 사이, 목과 턱으로 방사된다.
㉡ 역류 : 쓴맛, 신맛을 인두에서 느낀다.
㉢ 연하통 : 식사 직후나 앙와위 시 발생한다. 제산제, 수분섭취로 완화된다.

19	과목	성인간호학	정답	⑤

⑤ 모세혈관 투과성 증가로 단백질이 조직으로 이동하여 저단백혈증이 나타난다.
① 신혈류량 감소로 핍뇨가 나타난다.
② 세포손상으로 칼륨이 유리되고 콩팥기능 감소로 배출이 감소되어 혈중 칼륨이 증가한다.
③ 나트륨이 콩팥에서 재흡수 되지만 삼출액으로 소실되어 저나트륨혈증이 나타난다.
④ 외상으로 인해 스트레스가 발생하여 신혈류량이 감소한다.

20	과목	성인간호학	정답	②

① 각막 : 무혈관 조직으로 안구를 보호하고 있으며 들어오는 광선은 굴절된다.
③ 홍채 : 동공의 크기를 조절하며 조리개 역할을 한다.
④ 맥락막 : 망막과 공막 사이에 위치하며 공막을 통해 들어오는 광선을 차단한다.
⑤ 수정체 : 눈의 굴절 기능을 하며 초점을 조절한다.

21	과목	성인간호학	정답	①

① 레이노 병 : 특별한 원인이나 기저질환이 없이 발생하는 것을 말하며 이차성 레이노는 류마티스 질환, 동맥 폐쇄성 질환, 적혈구 증가증과 같은 원인으로 인해 발생한다. 주로 젊은 여성에게서 발병한다.
② 버거씨 병 : 손발의 동맥과 정맥에 염증이 생겨 조직의 괴사가 발생하는 질환이다.
③ 베체트씨 병 : 구강 궤양, 음부 궤양, 안구 증상 외에도 피부, 혈관, 위장관, 중추신경계, 심장 및 폐 등 여러 장기를 침범할 수 있는 만성 염증성 질환이다.
④ 말초 신경염 : 머리나 척수 등 중추신경에서 뻗어 나온 신경에 염증이 생긴 질환이다.
⑤ 길랭 – 바레증후군 : 말초신경에 염증이 생겨 신경세포의 축삭을 둘러싸고 있는 수초가 벗겨져 발생하는 급성 마비성 질환이다.

22	과목	성인간호학	정답	⑤

화학물질로 인한 눈 손상 시 바로 안 세척을 실시하고 pH가 6 ~ 7이 될 때까지 세척하도록 한다.

23	과목	성인간호학	정답	⑤

내이염은 내이의 와우와 전정의 감염이다. 감염 시 평행장애, 난청, 이명, 어지럼증, 구토 등의 증상이 발현한다.

24	과목	성인간호학	정답	③

승모판 협착 시 발생하는 우심부전으로 문맥압 상승, 간비대, 요흔성 부종 등의 증상이 나타난다.

PLUS TIP 승모판협착증
㉠ 병태생리 : 판막직경감소 → 왼심방에서 왼심실로의 혈류이동 장애 → 심박출량감소 → 폐울혈 → 우심실 과부담 → 우심실부전
㉡ 초기증상은 없으나 운동 시 숨이 차기 시작한다.
㉢ 폐울혈로 인한 호흡기 증상이 발생한다.
㉣ 우심부전의 증상으로 경정맥 확대, 요흔성부종, 간비대가 나타난다.

25 | 과목 | 성인간호학 | 정답 | ④ |

④ 종격동 변위
① 빈맥
② 혈압 저하
③ 맥압 감소
⑤ 경정맥 확장

PLUS TIP Cardiac Tamponade Symptom

㉠ 압박증상으로 인한 기침과 삼킴이 곤란하다.
㉡ 호흡곤란, 협심증이 나타나고 불안감을 호소한다.
㉢ 경정맥 확장, 간종대, 복수, 부종으로 울혈증상이 나타난다.
㉣ 저혈압, 정맥압 상승, 심음미약의 Beck's Triad의 증상이 나타난다.
㉤ 흡기 시 수축기압이 10mmHg 이상 감소하는 기이맥이 나타나며 빈맥, 종격동 변위가 발생한다.

26 | 과목 | 성인간호학 | 정답 | ③ |

호만스 징후(Homan's Sign) 양성반응으로 심부정맥혈전증을 진단하는 것에 도움을 주는 검사방법이다.

27 | 과목 | 성인간호학 | 정답 | ② |

심실박동수는 감소한다.

PLUS TIP Digitalis 작용

㉠ 심근 수축력 강화
㉡ 심박출량 증가
㉢ 심박동수 감소
㉣ 교감신경 긴장도 증가
㉤ 미주신경 흥분도 증가

28 | 과목 | 성인간호학 | 정답 | ① |

정맥류(Varicose Vein)는 정맥 판막의 기능 이상 및 정맥압 상승으로 표재성 정맥이 확장되고 구불거리는 상태를 말한다. 원인으로는 가족력, 외상, 손상된 판막, 오래 서 있는 직업 등이 있다. 정맥류의 대표적인 증상으로는 검고 구불거리며 튀어나온 혈관, 거친 피부, 장기간 서 있을 때 증상의 악화, 다리 부종, 조이는 감각, 가려움, 종아리 경련 등이 있다.

29 | 과목 | 성인간호학 | 정답 | ⑤ |

부드러운 칫솔을 사용하여 구강간호를 실시한다.

30 | 과목 | 성인간호학 | 정답 | ① |

측위는 분비물 배액촉진이 용이하여 기도 흡인 예방이 가능하다.

PLUS TIP 무의식 환자간호

㉠ 2시간마다 체위 변경을 실시하여 분비물 배액을 촉진한다.
㉡ 기도흡인을 예방하고 개방성을 유지한다.
㉢ 1 ~ 2시간마다 호흡음을 사정하고 산소포화도를 측정한다.
㉣ 장기적 무의식 상태 시 기관절개술을 적용한다.

31 | 과목 | 성인간호학 | 정답 | ③ |

①②④ 고혈압, 체중 감소, 저인산혈증은 부갑상샘 기능항진증 환자의 증상이다.
⑤ 안면신경부위를 가볍게 쳤을 때 안면근육의 경련이 나타나는 것으로 부갑상샘 기능저하증의 대표증상인 저칼슘혈증일 때 양성반응으로 나타난다.

32 | 과목 | 성인간호학 | 정답 | ④

① 알코올이 없는 구강액을 사용한다.
② 곰팡이 감염 조절을 위해 Nystatin 구강 현탁액을 사용한다.
③ 증상이 나타나면 구강간호를 자주 시행한다.
⑤ 부드러운 칫솔을 사용한다.

33 | 과목 | 성인간호학 | 정답 | ③

① 어린아이에게 많이 발생하는 것은 부재성 발작이다.
② 근육의 수축과 이완이 교대로 일어나는 것은 발작의 단계 중 간대기에 해당한다.
④ 행동변화가 있으나 무슨 일이 일어났는지 알지 못하는 것은 복잡형 발작이다.
⑤ 신체 일부분에서 시작되어 전신 강직성 간대성 발작으로 진행하는 것은 국소발작이다.

34 | 과목 | 성인간호학 | 정답 | ④

단백질은 Levodopa의 흡수를 억제하므로 약물 투여 시간 가까이에 단백질 섭취는 피하도록 한다. 안정제 및 비타민 B6 식품은 Levodopa의 약물 효과를 감소시키므로 복용을 금한다. Levodopa 제제는 본래 공복에 복용하며, 금식 중에도 되도록 복용하도록 한다. 다만, 오심 등의 어쩔 수 없는 상황에만 음식과 함께 복용하도록 한다. 도파민 작용제의 부작용으로 오심, 환각, 운동실조, 기립성 저혈압 등이 있으므로 체위 변경 시에는 주의를 요한다. 단백질은 Levodopa의 흡수를 억제하므로 약물 투여 시간 가까이에 단백질 섭취는 피하도록 한다.

35 | 과목 | 성인간호학 | 정답 | ①

① 통증 감소를 위해 두통을 조절한다.
② 체온 조절을 위해 해열제를 투여한다.
③ 수분균형 유지를 하고 뇌관류를 증진시킨다.
④ 수분균형을 유지하기 위해 적절한 수분섭취를 격려한다.
⑤ 광선공포증 시 방을 최대한 어둡게 유지한다.

36 | 과목 | 성인간호학 | 정답 | ⑤

방광세척을 시행하는 동안 섭취량과 배설량을 정확히 측정하고 배설량이 섭취량보다 적을 경우 요도 카테터의 개방성을 확인하도록 한다.

37 | 과목 | 성인간호학 | 정답 | ④

콧물이 흐르면 CSF와 구분하기 위해 생화학검사 실시 후 당이 검출되는지 확인한다.

PLUS TIP 뇌하수체 절제술 수술 후 간호

㉠ 비강심지는 2 ~ 3일 후 제거한다.
㉡ 두개내압 상승 징후와 신경학적 상태를 관찰한다.
㉢ 일시적 요붕증 등의 수술 후 합병증을 관찰한다.
㉣ 절개부위 압력증가와 뇌척수액 누출 예방을 위해 기침은 금하고 심호흡을 격려한다.
㉤ 영구적으로 Cortisol을 투여해야 함을 교육한다.

38 | 과목 | 성인간호학 | 정답 | ②

② 미온수와 약한 비누를 이용해 씻고 순한 로션을 바르되 발가락 사이는 바르지 않는다.
① 불필요한 자극으로 손상을 줄 수 있으므로 되도록 하지 않는다.
③ 맨발로 다니지 않도록 하고 발에 잘 맞는 신발을 신는다.
④ 발톱을 자를 때는 직선으로 자른다.
⑤ 하지순환을 방해하는 무거운 이불은 피한다.

39 | 과목 | 성인간호학 | 정답 | ②

① 염증성 산물이 신속한 제거를 한다.
③ 소변희석과 배설로 세균정체 및 성장을 최소화한다.
④ 혈뇨나 단백뇨 발생을 예방한다.
⑤ 세균의 상행성 움직임을 제한할 수 있다.

40 | 과목 | 성인간호학 | 정답 | ④

요로감염 시 빈뇨, 절박뇨, 배뇨통, 하복부 통증, 냄새 나는 혼탁뇨, 체온상승의 증상이 있다.

41 | 과목 | 성인간호학 | 정답 | ⑤

혈액 투석은 치료 시간이 3 ~ 5시간 정도 걸리며 노폐물 제거에 효과적이다. 혈액 투석은 전문적인 직원과 장비가 필요하며 투석과 투석 사이에 기간이 길고 그 사이에 몸 속 노폐물이 축적될 수 있어 식이 제한이 필요하다. 전신적인 헤파린 요법이 적용되므로 출혈 위험을 조심해야 한다. 반면, 복막투석은 환자가 손쉽게 조작할 수 있고 혈액 투석에 비해 식이 제한이 적다.

42 | 과목 | 여성간호학 | 정답 | ④

무월경은 월경주기를 건너뛰거나 월경이 없는 것으로 생리적 무월경과 병리적 상태의 무월경이 있다. 생리적 무월경은 임신, 수유, 사춘기 이전, 완경 이후 무월경이고 병리적 무월경은 원발성 무월경과 속발성 무월경이있다. 원발성 무월경은 2차성징 발현 없이 14세까지 초경이 없는 경우, 2차성징 발현 관계없이 16세까지 초경이 없는 경우로 원인은 해부학적 구조이상이나 성선발생부전이다. 속발성 무월경은 월경이 있던 여성이 6개월 이상 월경이 없거나 월경주기 3cycle이 지나도록 월경이 없는 경우로 40세 이하 조기완경, 시상하부 – 뇌하수체 결함, 다낭난소증후군, 체중 감소, 스트레스, 외상 및 수술에 의한 경우다.

43 | 과목 | 성인간호학 | 정답 | ④

④ 편도나 피부의 용혈성 연쇄상구균 감염으로 사구체 염증이 발생하게 된다.

PLUS TIP 사구체 신염

㉠ 가장 흔한 원인은 편도, 피부, 인후 등의 용혈성 연쇄상구균 감염이다.

㉡ 용혈성 연쇄상구균 감염으로 항체가 형성되고 형성된 항체와 일부 세균의 결합으로 형성된 복합체가 사구체에 침범하여 염증반응을 일으킨다.

㉢ 학령기 아동이나 20세 이하에서 흔히 발생한다.

㉣ 혈뇨, 단백뇨, 핍뇨, 부종, 고혈압 증상이 나타난다.

44 | 과목 | 성인간호학 | 정답 | ⑤

⑤ 전신성 홍반성 루푸스 : 주요 신체 기관과 전신에 장애를 가져오는 만성적 진행성 염증성 자가면역 질환이다.

① 골수염 : 화농성 세균에 의해 뼈, 골수, 연조직의 감염이 나타나는 질환이다.

② 척추결핵 : 결핵균의 척추 감염으로 인해 발생하는 감염성 질환이다.

③ 강직성 척추염 : 척추와 고관절을 침범하는 만성 염증성 질환이다.

④ 류마티스성 관절염 : 감염과정에 의한 자가면역기전으로 인해 관절 염증이 나타나는 질환이다.

45 | 과목 | 성인간호학 | 정답 | ②

① 뼈의 일부분만 부러진 것은 불완전 골절이다.

③ 압착 부상으로 뼈가 여러 조각으로 부서진 것은 분쇄골절이다.

④ 완전 골절로 골절편의 위치가 골절선에서 분리된 상태는 전위성 골절이다.

⑤ 골절선이 완전히 뼈를 관통하여 골막, 뼈가 양면으로 분리된 것은 완전 골절이다.

PLUS TIP 골절의 종류

㉠ 완전 골절 : 골절선이 완전히 뼈를 관통하여 골막, 뼈가 양면으로 분리된 것이다.

㉡ 불완전 골절 : 뼈의 일부분만 부러진 것이다.

㉢ 폐쇄 골절 : 골절부위 피부는 정상으로 나타난다.

㉣ 분쇄골절 : 압착 부상으로 뼈가 여러 조각으로 부서진 것이다.

㉤ 개방골절 : 외부의 상처와 골절부위가 연결된 상태로 골절된 뼈가 노출되어 있다.

㉥ 매복골절 : 골절된 뼈의 한부분이 다른 부분에 박힌 상태이다.

㉦ 전위성 골절 : 완전 골절로 골절편의 위치가 골절선에서 분리된 상태이다.

46 | 과목 | 성인간호학 | 정답 | ⑤

임질의 주증상은 임균성 인후염, 요도 장액성 분비물, 작열감, 빈뇨, 배뇨곤란이다.

47 | 과목 | 성인간호학 | 정답 | ③

비타민 C는 상처치유 및 콜라겐을 합성하고 단백질은 조직 재생에 필수적 영양소이다.

PLUS TIP 수술 후 섭취 권장 영양소

㉠ 비타민 B1 : 탄수화물 산화 및 위장관계 기능을 유지한다.
㉡ 비타민 C : 상처치유 및 콜라겐을 합성한다.
㉢ 비타민 K : 혈액응고 및 프로트롬빈을 생산한다.
㉣ 단백질 : 조직 재생에 필수적이다.

48 | 과목 | 성인간호학 | 정답 | ①

관절 강직 예방을 위해 수술 당일부터 팔 운동을 실시한다.

PLUS TIP 유방절제술 후 간호중재

㉠ 환측을 상승시켜 정맥과 림프 순환을 증진하고 부종을 완화한다.
㉡ 환측으로 혈압을 측정하거나 정맥주사를 놓지 않는다.
㉢ 혈액순환 증진과 근육강화, 관절강직 예방을 위해 운동을 시행한다.
㉣ 운동을 하지 않을 경우 환측팔이 몸에 붙고 머리가 기울어지는 기형적인 체위가 된다.
㉤ 무거운 물건을 들지 않는다.
㉥ 배액관을 관찰하고 개방성을 유지한다.
㉦ 수술 부위는 건조하게 유지하고 태양광선을 피한다.

49 | 과목 | 성인간호학 | 정답 | ⑤

⑤ 골단판 : 뼈 성장을 담당하며 뼈 성장이 멈추면 골단판은 뼈로 대치된다.
① 골막 : 건과 인대가 부착되는 장소이다.
② 골단 : 원형으로 된 뼈의 끝부분을 말한다.
③ 골간 : 장골의 중앙을 차지하는 부분으로 내부에 골수가 있다.
④ 골수강 : 뼈 구조물의 일부분으로 치밀골 내부의 속이 빈 부분이다.

50 | 과목 | 성인간호학 | 정답 | ③

PLUS TIP 유방 악성종양 의심 징후

㉠ 오렌지 껍질 피부
㉡ 유두함몰, 위축, 피부인설, 가슴벽 고정
㉢ 유방 비대칭
㉣ 무통성 딱딱한 덩어리

51 | 과목 | 여성간호학 | 정답 | ④

자궁경부세포진검사는 편평세포와 원주세포의 접합부와 후질원개에서 검사 기구(면봉이나 브러쉬)를 360도 돌려 검체를 채취한다. 검체채취 시 변형대가 반드시 포함되도록 검사를 시행한다. 검사 48시간 전 성교, 질 세척, 질정사용을 피하고 월경기간이 아닐 때 검사를 시행한다. 금식은 필요 없으며 방광을 비우기 위해 소변을 보도록 한다.

52 | 과목 | 여성간호학 | 정답 | ④

자궁내막증상에서 자궁크기는 정상이나 자궁선근증에서는 자궁근의 비후가 발생 한다. 자궁내막증이 있는 여성에게 월경곤란증, 성교곤란증, 임신율 저하, 만성골반통 등이 발생하고 자궁선근증이 있는 여성에게서 월경과다, 부정자궁출혈, 만성골반통, 월경곤란증 등이 발생한다.

53 | 과목 | 성인간호학 | 정답 | ③

① 홍역 : 공기전파
② 풍진 : 직·간접 접촉, 비말전파
④ 백일해 : 직·간접 접촉
⑤ 소아마비 : 매개전파

54

| 과목 | 성인간호학 | 정답 | ① |

② 패혈성 쇼크 : 혈관 내 미생물 침입으로 미생물이 생성한 다량의 독소가 혈관 내로 들어가 전신성 염증반응 유발하는 쇼크이다.
③ 면역복합체성 과민반응 : 항원 - 항체 복합체의 과도한 형성으로 인해 기관에 축적되면서 발병한다.
④ 지연성 과민반응 : 세포의 면역반응으로 인해 일어나는 과민성 반응으로 접촉성 피부염, 장기이식 거부반응이 있다.
⑤ 심인성 쇼크 : 심수축력 장애로 심박출량이 감소하는 쇼크로 정상적인 대사요구가 일어나지 못할 때 발생한다.

PLUS TIP 아나필락틱 쇼크

과민성이 있는 사람이 알레르기원에 노출되었을 때의 전신 혈관 내에서 항원 - 항체반응이며, 증상으로는 혈압저하, 심근 수축력 감소, 기관지 심한 부종 및 폐쇄가 있다.

55

| 과목 | 성인간호학 | 정답 | ④ |

제7뇌신경(안면신경)은 혀의 앞쪽 2/3, 맛의 감각과 얼굴 표정을 포함한 안면근육 운동, 타액 조절을 한다. 웃기, 이마 찡그리기, 주름 짓기 등 얼굴의 운동 기능으로 사정한다.
① 제2뇌신경은 시신경이다.
② 제3뇌신경은 동안신경이다.
③ 제5뇌신경은 3차 신경(안신경, 상악신경, 하악신경)이다.
⑤ 제9뇌신경은 설인신경이다.

56

| 과목 | 성인간호학 | 정답 | ③ |

고칼륨혈증을 동반한 대사성 산증에는 중탄산나트륨투여가 효과적이다. 중증호흡기질환 또는 심부전환자에게는 중탄산나트륨 투여 시 CO_2가 증가할 수 있어 위험하다.

57

| 과목 | 성인간호학 | 정답 | ② |

VDT증후군은 컴퓨터, 스마트폰을 사용하면서 나타나는 통증을 칭하는 질병이다. 스트레스, 피로와 관련이 깊으며 수면장애, 안구건조증, 손목터널 증후군, 경견완 증후군 등의 증상을 가진다. 반복적인 스트레칭으로 치료가 가능하다. 공기색전증은 혈관에 들어간 공기가 혈류의 흐름을 막는 것이 원인이다.

58

| 과목 | 기본간호학 | 정답 | ⑤ |

크론병은 만성으로 발병하며 재발이 흔하다. 내시경 검사 시 장점막에서 페이에르판이 관찰될 수 있으며 작은 크기의 육아종과 균열이 있는 작은 궤양이 있다. 전형적인 아프타성 궤양의 주위가 약간 상승되고 함몰된 백색의 중심부가 나타난다. 부종이 자갈처럼 보이기도 한다.

59

| 과목 | 기본간호학 | 정답 | ② |

② 칸디다증 : 면역력 감소로 발생하며 구강 내 정상세균층의 균형이 무너져 곰팡이균에 의해 발생한다.
① 궤양성 치은염 : 잇몸의 급성 감염으로 발생한다.
③ 아프타성 구내염 : 원형 또는 타원형의 작은 궤양을 만들며 주로 20대 여성에게 많이 나타난다.
④ 단순포진 : 단순포진 바이러스에 의해 발생 되며 남포성 병변이 발생한 후 통증성 궤양형태가 된다. 수포가 나타난다.
⑤ 백색판증 : 30 ~ 40대에 흔히 발생한다. 만성적인 점막 자극으로 인해 발생하며 구강암의 고위험 요인이다.

60

| 과목 | 성인간호학 | 정답 | ③ |

유방절제술 시 액와부 림프선 절제로 림프계 수송 능력이 감소하게 되고 이로 인해 환측 팔과 상부 몸통의 림프선 부종이 발생한다.

61 | 과목 | 기본간호학 | 정답 | ① |

📠 **PLUS TIP 심폐소생술**

㉠ 비율 : 가슴압박과 인공호흡의 비율은 30 : 2로 시행하여야 한다.

㉡ 기본 순서 : C(Compression 가슴압박) – A(Airway 기도개방) – B(Breathing 인공호흡)

㉢ 순서 : 먼저 대상자의 의식 확인 후 도움 요청 및 119 신고를 하고 맥박을 확인한다. 그리고 심폐소생술을 시행한다. 가슴압박은 5 ～ 6cm 정도의 깊이로 하며 속도는 100 ～ 120회/분이 적당하다. 인공호흡은 대상자의 머리를 젖히고 턱을 올려 기도를 개방한 상태에서 시행한다. 가슴 압박 30회 시행 후 인공호흡 2회를 실시하며 구조대가 올 때 까지 30 : 2 비율로 계속 반복한다.

62 | 과목 | 성인간호학 | 정답 | ① |

① 급성 담낭염 : 머피징후는 급성 담낭염의 특징이다. 급성담낭염 환자의 혈액검사 결과로는 혈청결합빌리루빈 증가, Alkaline Phosphatase 증가, 아미노전이효소 증가, 혈청 아밀라제 증가, 라파아제 증가이다.

② 총담관 결석증 : 과도한 콜레스테롤, 세균감염 등으로 발생하며 복통과 황달, 발열, 구토와 같은 증상이 나타난다. 치료로는 ERCP(Endoscopic Retrograde Cholagiopacreatography), ESWL(Extracorporeal Shock Wave Lithotripsy), Cholecystectomy 등이 있다.

③ 간경화 : 바이러스 감염, 음주, 지방간 등이 원인이 되어 발생하며 대부분 B 또는 C 형 간염으로 인해 발생하기에 간염 바이러스 예방이 중요하다. 간세포의 전체적인 섬유증으로 간소엽 구조의 파괴가 확산되며 재생결절(위소엽)이 생성된다. 피로감, 구토, 복부팽만 등 전신적인 증상을 호소한다.

④ 바이러스성 간염 : 간세포와 조직의 염증이 발생한 상태로 바이러스의 종류에 따라 A형, B형, C형, D형, E형으로 나뉜다. A, B, C형 간염은 법정 감염병으로 A, B형 백신은 개발이 되었다. C형의 경우 변형 속도가 빨라 만성으로 진행될 가능성이 높다. B형은 DNA 바이러스, 나머지는 RNA바이러스이다.

⑤ 역류성 식도염 : 미주신경에 의해 뇌간에서 조절되는 하부식도괄약근의 부적절한 이완으로 역류가 발생하게 된다.

63 | 과목 | 기본간호학 | 정답 | ④ |

조기심실수축(Premature Ventricular Contraction)은 P파가 없고, QRS군은 0.2초 이상 지연되는 이상한 모양을 나타내는 것으로 심근 진정효과와 심실세동방지를 위해 Lidocaine을 정맥으로 사용할 수 있다.

64 | 과목 | 성인간호학 | 정답 | ④ |

① CEA는 유방암이나 직장, 결장, 폐암이 의심될 때 수치가 상승한다.

② CA125의 수치가 상승되면 난소암이나 비악성 질환을 의심한다.

③ PSA의 수치 상승은 전립샘암을 의심한다.

⑤ CA15 – 3은 전이나 재발성 유방암이 의심될 때 수치가 상승한다.

65 | 과목 | 기본간호학 | 정답 | ③ |

Propranolo은 맥박을 사정 후 투여해야 한다.

📠 **PLUS TIP 약물 사정 항목**

약물	사정 항목
Digoxin	맥박
Morphine, Fentanyl Patch	호흡수
Proprnolol	맥박
Wafarin	Prothrombin Time
Heparin	PPT, Partial Prothoromboplastin Time
항고혈압제	혈압
Insulin	혈당

66 | 과목 | 기본간호학 | 정답 | ① |

② 세포 스스로 움직일 수 있다.

③ DNA가 RNA로 전사 번역된다.

④ 동화작용이 아닌 이화작용에 대한 설명으로 신체는 이화작용을 통해 에너지를 방출한다.

⑤ 항상성은 동적인 과정이다.

67 | 과목 기본간호학 | 정답 ②

O(Object Data)는 객관적 자료로서 간호사가 관찰한 내용을 있는 그대로 기록한 것을 말한다.

68 | 과목 기본간호학 | 정답 ③

확산은 농도나 압력이 높은 곳에서 낮은 쪽으로 기체나 입자가 이동하는 것이다. 폐포의 얇은 벽과 폐모세혈관망 사이에서 확산의 원리를 이용해 가스교환이 일어난다.

69 | 과목 기본간호학 | 정답 ③

③ 내이는 전정신경과 와우신경으로 구성된 제8뇌신경인 청신경이 분포하고 있다. 귀는 청력과 평형유지를 하는 기관으로 외이, 중이, 내이로 구성되어 있다. 접근성이 좋아 비교적 검진이 용이하나, 중이와 내이는 직접적인 관찰은 할 수 없고, 청각검사를 통하여 상태를 예상할 수 있다. 외이는 소리를 모으는 귓바퀴와 성인의 경우 약 2.5cm 정도의 길이를 가진 S자 모양의 이도로 구성된다.

70 | 과목 기본간호학 | 정답 ⑤

비말주의는 5㎛ 초과하는 전파되는 병원균 차단, 질병이 있거나 의심되는 대상자에게 적용하는 격리예방지침이다.

71 | 과목 기본간호학 | 정답 ②

② 신생아 체온 측정에 우선적으로 사용된다.
① 신생아에게 사용이 금기된다.
④ 영아는 어린아이에게 많이 사용한다.
⑤ 신생아에게 측정 시 천공에 주의해야 한다.

72 | 과목 기본간호학 | 정답 ④

① 무호흡은 15초 이상 지속되는 호흡이 없는 상태이다.
② 좌위호흡은 앉거나 서서 상체를 똑바로 했을 때만 호흡할 수 있는 상태이다.
③ 체인 – 스토크스 호흡은 호흡수와 깊이가 불규칙하고 무호흡과 깊고 빠른 호흡이 교대로 나타나는 호흡이다.
⑤ 비오트호흡는 2 ~ 3회 비정상적으로 얕은 호흡이 있은 후 무호흡이 불규칙적으로 교대로 타나나는 호흡으로 뇌막염, 심한 뇌손상일 때 나타난다.

73 | 과목 기본간호학 | 정답 ④

④ Myopia : 근시
① Amblyopia : 약시
② Astigmatism : 난시
③ Hyperopia : 원시
⑤ Presbyopia : 노안

74 | 과목 기본간호학 | 정답 ④

④ 침습적 시술이 아닌 이상 퇴원할 때 활력징후 측정을 하지는 않는다.

PLUS TIP 활력징후 측정이 필요한 경우
㉠ 입원 시
㉡ 수술 전·후
㉢ 침습적 시술 전·후
㉣ 심혈관계나 호흡기능에 영향을 주는 약물투여 전·후
㉤ 전신적 상태가 나빠지거나 신체적 고통 호소 시
㉥ 병원감염이 발생된 경우

75 | 과목 기본간호학 | 정답 ⑤

①②③④ 열요법의 금기증이다. 열요법의 적응증으로는 월경통, 요통, 국소농양, 퇴행성 관절질환 등이 있다.

76 | 과목 | 기본간호학 | 정답 | ②

① 절석위
③ 파울러 체위
④ 복부 잭나이프 체위
⑤ 역 트렌델렌버그 체위

77 | 과목 | 기본간호학 | 정답 | ②

2단계에서 표피나 진피층의 피부 소실이 관찰된다. 1단계에서는 피부 온도 변화, 조직 경도 변화, 통증 및 가려움의 감각 등의 증상이 나타난다.

78 | 과목 | 기본간호학 | 정답 | ③

③ 협상 : 자신의 죽음을 나쁜 행동의 대가라고 생각하며 기부 또는 봉사활동을 통해 죽음을 연기시키려는 단계이다.
① 부정 : 죽음을 부정하며 현실을 받아들이지 않는 단계이다.
② 분노 : 내가 왜 죽어야 하는가에 대한 생각을 하며, 주의 사람들에게 적개심을 가지고 폭언을 할 수도 있는 단계이다.
④ 우울 : 죽음을 부정하지 않으며 극도의 우울감을 나타내는 단계이다.
⑤ 수용 : 자신의 죽음에 관해 더 이상 분노하거나 우울해하지 않는 단계이다.

79 | 과목 | 기본간호학 | 정답 | ②

통풍발작은 극심한 통증을 초래하기 때문에 통증과 염증 완화를 위해 NSAIDs를 투약한다. 고단백, 고칼로리 식이 (붉은색 고기), 와인에는 요산을 발생시키는 퓨린이 많이 함유되어 있어 저퓨린 식이로의 식생활 개선이 필요하며 금주, 금연을 해야 한다.

80 | 과목 | 기본간호학 | 정답 | ①

② Pylorus – Preserving Pancreaticoduodenetomy : 유문부 보존 췌십이지장 절제술은 휘플 수술과 달리 위를 보존하는 수술이다.
③ Total Pancreatectomy : 췌장을 전부 제거하는 수술로 췌장액과 호르몬이 더 이상 생성되지 않기에 대체할 소화효소와 인슐린 투여가 필수이다.
④ Distal Pancreatectomy : 암세포가 췌장의 몸통과 꼬리에 발생한 경우 해당 부분 만 제거하는 원위부 췌장 절제술 이다. 비장도 같이 제거한다.
⑤ Hartman's Operation : 대장암 관련 수술이다.

1

과목	성인간호학	정답	⑤

쇼크환자는 체순환 혈액량 저하로 우선적으로 앙와위를 유지하되 뇌혈류량 증가를 위해 다리를 심장보다 높게 올린다.

2

과목	기본간호학	정답	①

욕창의 고위험에는 체중 감소, 비정상적인 임상결과(WBC, Hb/Hct, 혈청 알부민, 혈청 단백질 등), 체액 불균형, 감각 이상, 마비, 부동 등이 있다.

PLUS TIP 욕창

욕창은 특정한 부위에 지속적인 압력이 가해져 장기간의 압박이 혈액순환 장애를 일으켜 국소적 조직 괴사, 궤양이 유발된 것을 말한다. 호발 부위는 천골, 대전자, 척추극상 돌기, 무릎, 복사뼈 등이 있으며 원인으로는 부동, 감각 이상, 마비 등으로 인한 압력 그리고 체중 감소, 영양부족 및 습기 등이 있다. 2 ~ 3시간마다 체위 변경을 시행하여 야 하며 올바른 신체 선열을 유지하도록 한다.

3

과목	성인간호학	정답	⑤

①③ 유방을 흉벽을 향해 압박하듯 밀며 유방 외측부터 시계방향으로 유두를 향해 촉진한다.
②④ 유방 상외측 사분원에 유의하고 누운자세로 액와를 촉진하여 림프절 결절 유무를 확인한다.

4

과목	성인간호학	정답	①

① 심실중격, 원심실벽 두께가 증가한다.
② 근육에 지방 축적이 증가한다.
③ 쓴맛 감지 기능은 예민해지고 단맛 감지 기능이 둔화 된다.
④ 대사율 저하로 인해 체온이 감소한다.
⑤ 질벽이 얇아지고 탄력성은 상실된다.

5

과목	성인간호학	정답	③

① 1기에 해당한다.
②⑤ 2기에 해당한다.
④ 4기에 해당한다.

PLUS TIP 마취의 4단계

㉠ 제1단계 : 가스나 약물 투여에서부터 의식 상실까지의 단계, 졸리고 현기증이 나타난다.
㉡ 제2단계 : 의식 상실에서 이완 전까지의 단계, 외부자 극에 극히 민감해지고 호흡은 불규칙하며 팔다리와 몸을 움직인다.
㉢ 제3단계 : 이완에서 제반사 상실, 활력기능 억제 전까 지의 단계, 정상적 호흡과 동공수축, 턱 이완, 안검 반사와 청각의 소실이 나타난다.
㉣ 제4단계 : 활력기능 억제에서 갑작스런 심정지가 나타 나는 단계, 호흡이 멈추고 심박동이 거의 없거나 없 어진다.

6

과목	성인간호학	정답	③

① 보체는 항체가 결합한 세균이나 세포를 살균하거나 용해하는 작용을 하는 단백질이다.
② 림프구는 기능과 세포 표면 표지자에 따라서 크게 B 세포, T세포, 자연살해세포(NK Cell)로 나눈다.
④ 단핵구는 골수계 세포에서 유래하여 혈관 내로부터 조직 내로 이동하여 대식세포나 수지상 세포로 분화 한다.
⑤ 호중구는 골수 내의 조혈 줄기세포에 의해 형성되며, 선천 면역의 주요한 역할을 담당하고 있다.

7

과목	성인간호학	정답	③

의식 확인 → 구조요청 → 압박 → 기도확보 → 인공호흡의 순 서로 CRP을 시행한다.

8 | 과목 | 성인간호학 | 정답 | ③ |

혈관, 혈액의 정체로 폐포 내 관류저하가 발생하는데, 폐색전의 경우 색전으로 인해 혈액 관류가 저하된다.

9 | 과목 | 성인간호학 | 정답 | ① |

② 저산소증
③ 많은 객담
④ 과탄산혈증
⑤ 계속적 기침

10 | 과목 | 성인간호학 | 정답 | ④ |

체중 감소가 나타난다.

PLUS TIP 폐농양 증상

㉠ 발열
㉡ 기침
㉢ 혈액 섞인 객담 배출
㉣ 흉통
㉤ 빈혈
㉥ 체중 감소
㉦ X – Ray상에 농으로 채워진 공동(空洞)

11 | 과목 | 성인간호학 | 정답 | ⑤ |

항히스타민제 부작용으로 어지럼증, 졸림, 변비, 땀 분비 감소 등이 나타난다.

12 | 과목 | 성인간호학 | 정답 | ⑤ |

① 다리를 상승시킨다.
② 순환혈액량을 보충한다.
③ 체온은 정상범위로 유지한다.
④ 소변배설량 정상수치 시간당 50 ~ 60mL이 유지되도록 한다.

13 | 과목 | 성인간호학 | 정답 | ⑤ |

①③ 출혈과 범혈구감소증은 재생불량성 빈혈의 증상이다.
② 성장장애는 겸상 적혈구성 빈혈의 증상이다.
④ Schilling Test 양성반응은 거대적아구성 빈혈의 특징이다.

PLUS TIP 빈혈(Anemia)

㉠ 용혈성 빈혈
• 적혈구의 조기파괴로 나타난다.
• 정상적혈구성, 정상 혈색소성 빈혈이다.
• 발열, 황달, 간 – 비장 비대, 급성콩팥기능 상실이 발생한다.

㉡ 철결핍성 빈혈
• 헤모글로빈 수치와 적혈구 감소가 특징이다.
• 어지럼증, 얕은호흡, 창백, 고상지두, 이식증의 증상이 나타난다.

㉢ 재생불량성 빈혈
• 골수에 적혈수 전구체 부족으로 생기는 빈혈이다.
• 정상적혈구성, 정상 혈색소성 빈혈이다.
• 허약하고 창백하다.
• 출혈경향, 감염증상이 나타나며 예후가 매우 나쁘다.

㉣ 겸상 적혈구성 빈혈
• 낫 모양 적혈구로 인해 국소조직 저산소증이 나타난다.
• 유전적, 비정상 혈색소성 빈혈이다.
• 성장장애와 감염의 증가, 저산소증, 만성 과빌리루빈혈증이 발생한다.

㉤ 거대적아구성 빈혈
• 적혈구 전구체 형태 이상으로 완전히 성숙하지 못하여 빈혈이 발생한다.
• 적혈구가 크고 비정상이다.
• 골수에서 혈액으로 가는 혈구의 양이 적은 범혈구 감소증이 나타난다.
• Schilling Test에서 양성반응 나타난다.

14 | 과목 | 성인간호학 | 정답 | ⑤ |

⑤ 주사기 속 공기를 0.5cc 남겨 두었다가 주사 시 공기까지 주사해 주사바늘 내 철분제제를 완전히 투여할 수 있도록 한다.
① 근육이 많은 부위에 근육주사한다.
② 주사 후 약물 흡수 촉진을 위해 걷도록 한다.
③ Z – Track 방법으로 투약하여 약물이 조직으로부터 새어나오는 것을 방지한다.
④ 주사 부위를 마사지하지 않는다.

15 | 과목 | 성인간호학 | 정답 | ⑤

📰 **PLUS TIP 특발성 혈소판 감소성 자반증(ITP)**

㉠ 항혈소판 자가항체 형성으로 혈소판 파괴와 수명이 단축되는 자가면역 질환이다.

㉡ 어린이나 젊은 여성에게 호발한다.

㉢ 백혈구와 적혈구 수는 정상이고, 혈소판은 감소한다.

㉣ 응고시간은 정상이며 출혈시간이 연장된다.

16 | 과목 | 성인간호학 | 정답 | ④

수혈 부작용 출현 시 가장 먼저 혈액 주입을 중단한다.

📰 **PLUS TIP 수혈 부작용 시 간호**

㉠ 혈액 주입을 중단한다.

㉡ 의사에게 보고한다.

㉢ 0.9% N/S을 주입한다.

㉣ 5분마다 V/S Check 한다.

17 | 과목 | 성인간호학 | 정답 | ⑤

간 손상 시 대사작용에 드는 에너지가 많이 소모되어 환자가 피로감을 호소할 수 있다.

📰 **PLUS TIP 간의 작용**

㉠ 혈액 저장 및 감염 방어

㉡ 쓸개즙 생성과 Bilirubin 배설 작용

㉢ 탄수화물, 지방, 단백 대사작용

㉣ 비타민, 무기질 저장

18 | 과목 | 성인간호학 | 정답 | ④

위산의 산을 과도하게 중화시켜 대사성 알칼리증을 발생시킨다.

📰 **PLUS TIP Sodium Bicarbonate**

㉠ 산증, 위액의 산도, 십이지장에 처방하는 제제로 제산제로 이용된다.

㉡ 과다섭취 시 위산의 산을 과도하게 중화해 대사성 알칼리증을 발생시킨다.

㉢ 저칼륨혈증, 고나트륨혈증, 위 팽만감이 나타난다.

19 | 과목 | 성인간호학 | 정답 | ⑤

① 음식은 중력에 의해 서서히 주입한다.

② 찬 음식은 소화장애를 일으키므로 피한다.

③ 매 급식 때마다 관을 바꾸면 식도손상의 우려가 있다.

⑤ 공기가 들어가거나 오염되지 않도록 관을 닫는다.

20 | 과목 | 성인간호학 | 정답 | ①

② 백혈구는 증가된다.

③ Rovsing Sign은 양성이다.

⑤ 복부 중앙에서 McBurney's Point로 방사되는 통증이 있다.

21 | 과목 | 성인간호학 | 정답 | ②

② 녹내장에 대한 간호중재이다.

22 | 과목 | 성인간호학 | 정답 | ①

① 전도성 난청은 외이나 중이의 기계적 전달 장애로 보청기 사용에 효과적이다.

②⑤ 신경계 손상에 의한 난청이다.

③ 청신경세포의 점진적 장애이다.

④ 전도와 신경계 모두 장애이다.

23 | 과목 | 성인간호학 | 정답 | ④ |

①②③⑤ 후천적 원인

📠 **PLUS TIP 백내장 원인**

㉠ 선천적 원인
• 유전
• 임신 1기 풍진
㉡ 후천적 원인
• 노화
• 당뇨
• 외상이나 염증
• 안과수술이나 악성종양
• 장기간 스테로이드 사용

---

24 | 과목 | 성인간호학 | 정답 | ⑤ |

① 병변은 비대칭적으로 발생한다.
②③ 항히스타민제, 진통제, 해열제를 복용한다.
④ 권태감, 소양감, 열감과 함께 통증이 나타난다.

---

25 | 과목 | 성인간호학 | 정답 | ② |

① 3도 화상은 신경말단 손상으로 통증이 없다.
③ 수포가 형성된 것은 2도 화상이다.
④ 2 ~ 3주 이내 회복 가능한 것은 2도 화상이다.
⑤ 표피와 진피까지의 손상은 2도 화상이다.

📠 **PLUS TIP 화상 분류**

㉠ 1도 화상
• 표면의 부분적 화상
• 조직이나 신경의 손상 없음
• 통증, 발적
㉡ 2도 화상
• 표피와 진피의 상단부분 화상
• 2 ~ 3주 이내 회복
• 통증, 발적, 부종, 수포형성
㉢ 3도 화상
• 표피, 진피, 신경, 지방조직, 건, 근육, 뼈 모두 손상
• 피부 전층 화상
• 하얗거나 발적 또는 검은색 피부
• 지방조직 노출, 반흔 형성
• 상피형성 불가능
• 피부이식 필요
• 건조, 부종, 조직괴사

---

26 | 과목 | 성인간호학 | 정답 | ① |

환자 사정 즉시 Defibrillation을 실시하여 뇌 손상을 방지한다.

📠 **PLUS TIP 심실세동 환자 간호**

㉠ 5분 이내 치료하지 않을 시 심각한 뇌손상을 초래한다.
㉡ 발견 즉시 심폐소생술 실시한다.
㉢ Defibrillation(제세동)을 실시한다.
㉣ 에피네프린을 투여한다.

---

27 | 과목 | 성인간호학 | 정답 | ① |

① SGOT, SGPT 수치가 상승한다.
②⑤ 휴식을 취하거나 니트로글리세린 투여에도 통증이 지속된다.
③ WBC 수치가 증가한다.
④ 30분 이상 지속되는 통증이 있다.

---

28 | 과목 | 성인간호학 | 정답 | ② |

② 심방세동이 나타난다.

📠 **PLUS TIP 승모판 폐쇄부전증 증상**

㉠ 두근거림과 발작성 야간호흡곤란이 나타난다.
㉡ 심방잔떨림인 심방세동이 나타난다.
㉢ 고음의 수축기 잡음이 발생한다.
㉣ 피로와 허약감을 호소한다.

29 | 과목 | 성인간호학 | 정답 ③

비타민 K는 혈액응고 작용을 하여 Warfarin 해독제로 사용한다.

PLUS TIP Warfarin 투여 시 간호중재

㉠ 출혈과 관련하여 환자의 혈액응고 기능을 평가하는 Prothrombin Time을 매일 측정한다.

㉡ 출혈위험성을 증가시키므로 Warfarin과 Aspirin은 함께 사용하지 않는다.

㉢ 비타민 K는 혈액응고 작용으로 Warfarin 해독제로 사용한다.

㉣ Warfarin은 태아기형 초래 위험성이 높아 치료동안 임신을 금지한다.

㉤ 임신 시 Warfarin 대신 헤파린을 사용한다.

㉥ 치료효과를 높이기 위해 치료동안 안정을 취할 수 있게 한다.

30 | 과목 | 성인간호학 | 정답 ②

수면 중 갑작스럽게 나타나는 심한 기침과 헐떡거림, 잠에서 깰 정도의 발한과 천명 등은 심부전 진단에 매우 유용한 증상이다. 낮 동안 하부에 고여 있던 부종액이 수면 시 누운 자세에서 순환되면서 많은 정맥귀환량을 야기해 폐울혈 증상이 나타나는 것이다. 다리를 침상 아래로 향하게 하거나 20분 정도 걸으면 증상이 완화된다.

31 | 과목 | 성인간호학 | 정답 ①

① EVD(External Ventricular Drainage) : 뇌실외배액술은 신경외과에서 사용하는 의학용어이다.

② IHD(Ischemic Cardiomyopathy) : 허혈성 심근병증이다.

③ RVF(Right Ventricular Failure) : 우심부전이다.

④ MVP(Mitral Valve Prolapsse) : 승모판막 탈출증이다.

⑤ CAG(Coronary Angiotraphy) : 관상동맥 조영술이다.

32 | 과목 | 성인간호학 | 정답 ④

TNM 분류에서 N은 Lymph Node를 의미하는 것으로 주위 림프절 전이 정도를 나타낸다.

PLUS TIP TNM 분류

㉠ T(Tumor) : 종양의 크기와 침윤 정도

㉡ N(Lymph Node) : 림프절 전이 정도

㉢ M(Metastasis) : 전이 여부

33 | 과목 | 성인간호학 | 정답 ①

암 예방을 위한 생활 습관으로 저염식과 적당한 수분섭취를 권장한다. 불을 직접 가하거나 훈제한 음식과 표준 체중 유지를 위해 지방은 적게 섭취하도록 한다. 채소나 과일 및 곡물 등 고섬유를 권장한다.

34 | 과목 | 성인간호학 | 정답 ②

② 환자 혼자 들어가는 것을 사전에 설명하고 불편사항 등이 있을 경우 의사소통이 당연히 가능하다는 것을 알려준다.

① 치료 후 1 ~ 2일 정도 안정을 취하나 절대안정 할 필요는 없이 활동이 가능하다.

③ 잔여 방사능이 남지 않는다.

④ 치료 후 격리는 불필요하다.

⑤ 치료를 받는 동안 아무런 통증이 없다.

35 | 과목 | 성인간호학 | 정답 ④

강직성 척추염은 아침에 강직과 통증을 호소하며, 다른 원인의 요통과 달리 쉬고 나면 증상이 심해지고 움직이면 통증이 약해진다. 현재까지 강직성 척추염에 대한 완치법은 없지만 우선 운동요법이 주축이 되며 비스테로이드성 소염제를 운동요법과 병용하여 복용한다.

36 | 과목 | 성인간호학 | 정답 | ④ |

① 티넬 징후
② 팔렌씨 징후
③ 브루진스키 징후
⑤ 트렌델렌버그 징후

37 | 과목 | 성인간호학 | 정답 | ⑤ |

반응이 느리며 비대칭적이다. 고정되고 확대된 동공변화를 보인다.

PLUS TIP 두개내압 상승 시 증상

㉠ 가장 초기증상으로 의식 수준의 변화가 나타난다.
㉡ 수면 중 혈중 이산화탄소 증가로 뇌혈관이 확장되고 뇌부종이 발생한다.
㉢ 아침에 심한 두통을 호소한다.
㉣ 투사성 구토를 한다.
㉤ 체온 조절 실패로 인한 고체온증이 나타난다.
㉥ 동공이 고정되고 확대되며 반응은 느리고 비대칭적이다.
㉦ 유두부종, 복시, 광선공포증이 나타난다.
㉧ 쿠싱 3대 증상으로 맥압증가와, 불규칙호흡, 서맥이 나타난다.

38 | 과목 | 성인간호학 | 정답 | ④ |

①②③⑤ 비정상반응

PLUS TIP SMC(신경계 상태 사정)

㉠ Sensory : 무감각이나 화끈거림, 촉진에 대한 감각반응을 사정한다.
㉡ Motor : 능동적 운동을 사정한다.
㉢ Circulation : 피부색이나 온도, 모세혈관 혈액충만 시간, 동맥측정 등 순환정도를 측정한다.

39 | 과목 | 성인간호학 | 정답 | ① |

②③ 말하고자 하는 단어를 알아 쓰고 읽을 수 있다.
④ 상대방의 언어를 이해할 수 있다.
⑤ Broca's Area 병변으로 인해 나타난다.

PLUS TIP 운동성 실어증(Motor Aphasia)

㉠ Broca's Area 병변으로 인해 발생한다.
㉡ 상대방 이야기를 이해할 수 있고 자신이 말하고자 하는 단어를 알며 쓰거나 읽을 수도 있자만 발음할 수는 없다.

40 | 과목 | 성인간호학 | 정답 | ③ |

간에서 지방산의 케톤체 합성으로 과도한 케톤이 생성된다.

PLUS TIP 당뇨성 케톤산증

㉠ 지방조직, 골격근, 간에서 인슐린 부족으로 나타나는 현상이다.
㉡ 지방세포가 분해되어 생긴 지방산이 간에서 케톤체로 합성되어 과도한 케톤이 생성된다.
㉢ 구역, 구토, 호흡수 증가, Kussmaul 호흡, 호흡 시 아세톤 냄새가 나타난다.

41 | 과목 | 성인간호학 | 정답 | ② |

① 당화혈색소 : 약 3개월 동안의 평균 혈당치를 반영하는 혈액검사이다.
③ 경구 당부하 검사 : 혈당이 정상으로 돌아오는데 걸리는 시간을 확인한다.
④ 공복 시 혈당 검사 : 신체 포도당 사용 정도를 평가한다.
⑤ 식후 2시간 혈당 검사 : 식후 2시간에 혈당을 측정하는 것으로 신체가 당을 어떻게 이용하고 배설하는지를 확인한다.

PLUS TIP c - peptide

㉠ 췌장 β - Cell에서 생산되는 프로인슐린이 효소에 의해 분해 될 시 인슐린과 c - peptide로 분해된다.
㉡ c - peptide와 인슐린은 동일한 양으로 생성된다.
㉢ c - peptide의 농도는 인슐린 생성의 양을 반영하며, 이는 췌장의 β - Cell 기능 수준 또한 반영한다.
㉣ c - peptide는 혈중 분해되지 않기 때문에 췌장의 인슐린 분비 기능의 지표로 사용된다.

42 | 과목 | 성인간호학 | 정답 | ① |

치아착색 예방을 위해 빨대를 사용한다.

② 수술 전 7 ~ 10일간 Lugol's 용액을 투여한다.

③ 수술 두 달 전부터 항갑상샘제를 투여한다.

④ 수술 후 영구적 부갑상샘 기능저하증은 1% 미만에서 나타난다.

⑤ Lugol's 용액을 우유나 주스에 희석해서 복용한다.

📰 **PLUS TIP** 갑상선 절제술 수술 전 간호

㉠ 수술 두 달 전부터 항갑상샘제를 사용하여 갑상샘 기능을 정상으로 유지한다.

㉡ 수술 후 갑상샘 위기 예방을 위해 수술 전 7 ~ 10일간 Lugol's 용액을 투여한다.

㉢ Lugol's 용액
• 갑상샘 호르몬 분비를 억제하여 수술 전 갑상샘 크기 감소를 위해 사용한다.
• 치아가 착색되므로 빨대를 사용하여 투여한다.
• 우유나 주스에 희석하여 식후 투여한다.

43 | 과목 | 성인간호학 | 정답 | ① |

② 통목욕보다 샤워를 권장한다.

③ 비타민 C를 섭취를 증가한다.

④ 조이는 속옷은 회음부위를 습하게 하므로 피한다.

⑤ 침상안정을 취한다고 감염위험이 줄어드는 것은 아니다.

44 | 과목 | 성인간호학 | 정답 | ③ |

급성신부전은 BUN과 혈청크레아티닌이 상승한다. 급성신부전은 신기능이 수시간에서 수일에 걸쳐 빠르게 감소되어 질소혈증과 수분 - 전해질 불균형이 나타나는 것을 말한다. 급성신부전의 가장 흔한 원인은 허혈과 신장독성물질인데, 혈액이 신장을 통과하기 때문에 신장은 이 두 가지 인자에 대해 특히 취약하다. 혈액의 압력이나 혈량의 감소는 신장조직 허혈의 원인이 된다. 그리고 혈중의 신장독성물질은 신장조직을 직접적으로 손상시킨다.

45 | 과목 | 성인간호학 | 정답 | ④ |

복막염은 대부분 소독의 실수로 인해 발생한다. 통목욕을 금하고 매일 샤워하는 것이 좋다. 환자는 정해진 횟수와 방법대로 투석 백을 교환하고, 카테터 출구 부위를 매일 소독해야 한다.

46 | 과목 | 성인간호학 | 정답 | ⑤ |

⑤ 산성식이는 결석 형성을 방지한다.

①②③ 칼슘과 인의 섭취를 제한하고 저염분 식이를 권장한다.

④ 하루 3L 이상의 수분섭취를 격려하고 일 소변량이 2L 이상 되게 한다.

47 | 과목 | 성인간호학 | 정답 | ③ |

① 수술 부위가 거무스레 하고 청색증을 보이면 응급처치를 요한다.

② 소변배설량이 섭취량보다 적다.

④ 6 ~ 8주에 걸쳐 장루 크기가 감소한다.

⑤ 수술 후 나타나는 혈액이 점차 사라진다.

📰 **PLUS TIP** 요로전환 수술 후 간호

㉠ 수술 직후 수술 부위는 밝은 분홍색을 띠며, 부종이 있다.

㉡ 수술 부위 청색증이 나타나고 거무스레할 경우 혈액공급 부족으로 인한 괴사위험이 증가한다.

㉢ 배뇨흐름과 양상을 확인하며 수술 후 나타난 혈액이 점차 감소한다.

㉣ 위장관계 합병증이나 감염, 출혈여부를 사정한다.

㉤ 수술 후 결장에 의한 전해질 재흡수로 소변배설량이 섭취량보다 적을 수 있다.

48 | 과목 | 성인간호학 | 정답 | ④ |

④ 활액낭의 파편 생성으로 혈전성 정맥염이 발생할 수 있다.

①②⑤ 검사로 인한 관절 손상 위험성은 증가하지만 직접적인 질환을 유발시키진 않는다.

③ 움직임이 감소된다.

49 | 과목 | 성인간호학 | 정답 | ① |

②③④⑤ 통풍치료에 사용하는 약물이다.

50 | 과목 | 여성간호학 | 정답 | ③ |

첫 임신 때 30주에 분만한 5세 딸이 한명 있으며(P1, L1), 두 번째 임신은 25주에 분만하였고 아이는 출생 7일재 사망(P1), 1회의 유산경험(A1)이 있다.

PLUS TIP 산과력을 표기하는 4자리 숫자체계 TPAL

㉠ T(Term Birth) : 만삭 분만 횟수

㉡ P(Preterm Births) : 만기 전 분만 횟수

㉢ A(Abortions) : 유산수

㉣ L(Living Children) : 현재 생존아 수

51 | 과목 | 성인간호학 | 정답 | ⑤ |

⑤ Blanching Test : 석고붕대를 적용 중인 사지의 손톱이나 발톱을 손으로 누른 후 떼면 소실되었던 색깔이 금방 정상으로 돌아오는 지 확인하는 검사로 혈액순환이 잘 되고 있는지 사정할 수 있다.

① Tinel Sign : 수근관증후군의 징후로 손목부위 정중신경을 가볍게 두드리면 3개 반 정도의 손가락에 저림감이 유발된다.

② Allen Sign : ABGA 시행 전 상지 혈류 흐름을 측정하는 검사로 요골동맥이 막혔을 때 척골동맥 순환이 적절한지 알아본다.

③ Phalen Test : 수근관증후군 진단 검사로 손목을 90도 구부린 상태에서 양 손등을 마주하면 1분 정도 후 무감각이나 통증이 발생한다.

④ Homan's Sign : 혈전성 정맥염의 징후로 누워서 다리를 들고 발을 배굴 했을 때 장딴지 근육에 통증이 발생한다.

52 | 과목 | 성인간호학 | 정답 | ② |

호두, 곡류, 야채, 과일, 우유, 치즈, 계란에 퓨린이 적게 들어있다.

53 | 과목 | 성인간호학 | 정답 | ② |

② Tamoxifen : 항에스트로겐으로 유방암 환자 호르몬 치료제로 사용한다.

① Taxol : 난소암, 유방암, 폐암 말기 환자의 항암화학요법 치료제로 사용한다.

③ Methergine : 강한 자궁 수축제로 산후출혈 방지를 위해 사용한다.

④ Methotrexate : 엽산길항제로 백혈병이나 융모상피암의 항암제로 사용한다.

⑤ Cyclophosphamide : 항암제나 면역억제제로 사용되며 부작용이 적어 각종 암과 육종, 악성림프종, 백혈병에 사용된다.

54 | 과목 | 성인간호학 | 정답 | ⑤ |

① 저자극성 비누를 사용한다.

② 서늘한 봉산수로로 습포를 적용한다.

③ 조이는 의복 착용을 금한다.

④ 완경으로 인한 점막 건조에는 에스트로겐을 투여한다.

PLUS TIP 외음부 소양증 환자 간호

㉠ 항문과 질의 청결을 유지한다.

㉡ 서늘한 봉산수로로 습포를 적용한다.

㉢ 완경으로 인한 점막 건조에는 에스트로겐을 알레르기로 인한 소양증에는 항히스타민제를 투여한다.

㉣ 저자극성 비누를 사용한다.

㉤ 조이는 의복은 착용하지 않는다.

55 | 과목 | 여성간호학 | 정답 | ① |

① 월경전증후군(PMS)에 대한 설명으로 간호중재로는 카페인이 든 음료나 초콜릿은 불안, 흥분, 우울을 증가시키므로 섭취를 제한한다.

② 녹황색채소와 같이 비타민 B6가 많이 함유된 음식을 섭취하도록 권장한다.

③ 체액 축적이 있는 경우 부종완화를 위해 저염식, 고단백 식이를 섭취하도록 한다.

④ 월경주기 중 나타나는 증상, 체중, 기초체온 등을 정확하고 자세히 기록한 월경일지를 작성하도록 하여 개별적인 대처전략을 세우는 데 도움을 제공한다.

⑤ 스트레스와 통증 완화를 위해 규칙적인 운동을 하도록 격려하고 충분한 휴식, 수면을 취하도록 한다.

56 | 과목 | 여성간호학 | 정답 | ① |

① 체중부하 유산소 운동은 뼈의 칼슘 침착을 도와 골다공증 예방과 치료효과가 있다. 수영이나 수중에어로빅은 심폐기능증진, 관절통 완화에 도움을 주지만 체중부하가 되지 않아 골다공증의 예방효과는 없다.

② 에스트로겐은 조골세포를 자극해 골형성을 돕고 파골세포에 의한 골흡수를 방해한다. 갱년기여성은 에스트로겐이 감소하여 골형성과 골밀도가 감소한다.

③ 골다공증 발생위험은 낮은 골량, 음주와 흡연, 과다한 단백질과 카페인 섭취, 스테로이드 투약, 마른체격, 저체중, 적은 운동량의 경우 높다.

④⑤ 골다공증 예방을 위해 치즈, 우유, 두유, 정어리 등 칼슘이 풍부한 식품을 섭취한다. 칼슘 흡수를 돕기 위해 비타민 D가 함유된 식품(생선, 유제품, 버터, 표고버섯 등)도 함께 섭취하도록 권장한다. 콩, 양배추, 토마토 등 녹황색 채소에는 식물성 에스트로겐이 많이 함유되어 있다.

57 | 과목 | 성인간호학 | 정답 | ④ |

노인과 의사소통을 할 때는 기억력 감소를 고려하여 간결하게 대화하는 것이 좋다. 대화를 이해할 수 있도록 충분한 시간을 갖고 반복적으로 설명하며 그림을 이용하거나 얼굴을 보면서 천천히 대화하는 것이 좋다.

58 | 과목 | 성인간호학 | 정답 | ⑤ |

① 레이노 병
② 버거씨 병
③ 베체트씨 병
④ 말초신경염

59 | 과목 | 기본간호학 | 정답 | ⑤ |

알부테롤은 마그네슘 수치를 낮춘다. 마그네슘은 심근수축력 증가, 혈관확장, 심박수 감소에 효과가 있어 쇼크 대상자와 패혈증 대상자에 효과적이다. 중증 저마그네슘 혈증은 크보스테크 징후, 테타니, 경련, 트루소 징후, 뇌졸중과 같은 신경학적 증상이 발생한다. 마그네슘 수치가 낮으면 심실부정맥이 나타나는 빈도가 증가하게 된다. 닭고기, 달걀, 과일, 완두콩, 흰빵, 햄버거, 야채주스는 저마그네슘 식품이다. 에스트로겐은 조직 내 마그네슘 섭취를 촉진하여 저마그네슘혈증을 유발하기도 한다.

60 | 과목 | 기본간호학 | 정답 | ④ |

④ D형 간염 : 4 ~ 6개월의 잠복기를 거치며 만성화이다. D형 간염은 B형 간염과 중복으로 감염된다.

① A형 간염 : IgM 항체가 발견될 경우 급성 간염으로 간주한다. 2 ~ 6주의 잠복기를 거치며 비만성화이다.

② B형 간염 : HBs Ag가 양성은 현재 감염되어 있는 상태를 뜻하며, HBs Ab가 양성인 경우 예전 감염 또는 백신 접종을 뜻한다. HBe Ag는 감염력이 강한 상태를 의미하고 6개월 이상 지속 시 만성으로 판단한다. HBe Ab는 회복기에서 주로 나타난다. HBe Ab는 감염 이후 회복 유무와 관계없이 나타나며 감염된 병력이 있는 모든 사람에게 계속 나타난다.

③ C형 간염 : 급성기 조기 발견되지 않으면 만성으로 진행되어 감염자의 약 1/4이 간경화 말기에 이르기도 한다. 잠행적이고 진행이 느리다.

⑤ E형 간염 : 2 ~ 9주의 잠복기를 거치며 비만성화이다.

61 | 과목 | 성인간호학 | 정답 | ⑤

반좌위를 적용한다. 대동맥박리는 가슴이나 등부분의 찢어지는 듯한 심한 통증이 발생한다. 말초조직관류 감소로 양팔의 혈압 차이가 발생하며 사지 또는 반신마비가 발생할 수 있다. 소변량 감소, 혈뇨, 의식 수준의 변화가 올 수 있어 해당 증상을 유심히 모니터링해야 한다.

62 | 과목 | 기본간호학 | 정답 | ②

경화치료는 정맥류 환자의 손상된 정맥에 경화제 주입을 통해 손상된 정맥을 폐쇄한다. 나머지 보기는 정맥혈전증에 적용되는 중재로 정맥혈전증은 정맥정체, 혈액응고력 증가, 정맥벽 손상으로 인해 발생한다.
① 도관유도 혈전용해술은 하지 정맥에 도관을 삽입하여 혈전 부위에 혈전용해제를 주입한다.
③ 하대정맥 필터는 폐색전증을 예방하기위해 시행하며 경정맥 또는 대퇴정맥으로 필터를 삽입하여 여과한다.
④⑤ 풍선혈관 성형술, 스텐트삽입술은 도관유도 혈전용해술이나 혈전제거술 후 남아있는 혈전에 대해 부가적인 방법으로 치료하는 중재술이다.

63 | 과목 | 기본간호학 | 정답 | ④

위는 식도보다 왼쪽에 위치하기에 좌측으로 눕는 것이 효과적이다. 식도염을 악화하는 담배, 살리실산염, 페닐부타존은 피하고, 너무 고온이거나 저온의 음식은 삼간다. 수면 시 역류 증상을 예방하기 위해 잠자기 3시간 전에는 음식 섭취를 피한다. 위식도 압력 감소를 위해 과체중 환자는 체중 감소가 필요하다.

64 | 과목 | 기본간호학 | 정답 | ③

흡기 시 횡경막은 수축하고 늑골이 위로 이동하며 흉곽이 확장된다. 호기 시 횡경막은 이완하고, 폐와 흉골이 안쪽으로 들어가며 흉곽이 축소된다. 호기는 정상적으로 불수의적 조절이나 한숨처럼 수의적 조절이 가능하다. 정상 호흡 시에는 환기가 일어나지 않는 작은 기도와 모세기관지의 환기를 돕는 보호적 생리기전으로 한숨이 있다.

65 | 과목 | 기본간호학 | 정답 | ②

① q : 매 ~ 마다
③ A.U : 양쪽 귀
④ q.o.d : 이틀에 한 번
⑤ PRN : 필요시

PLUS TIP 자주 나오는 약어

약어	의미	약어	의미
ac	식전	FBS	공복혈당
adm	입원	I.M	근육주사
b.i.d	하루에 두번	OD	우안
b.i.n	하룻밤에 두번	OS	좌안
Dx	진단	OU	양안
q	매 ~마다	q.m	매일 아침
q.d	매일	q.n	매일 밤
q.h	매 시간	q.q.h	매 4시간 마다

66 | 과목 | 기본간호학 | 정답 | ④

매슬로우는 인간의 요구를 5단계로 나누어 하위 요구는 상위 요구보다 먼저 충족되어야 한다고 말했다. 1단계 생리적 요구, 2단계 안전과 안정 요구, 3단계 사랑과 소속감 요구, 4단계 자아존중요구, 5단계 자아실현 요구 순서이다. 예를 들어, 실수로 대변을 본 치매 환자가(생리적요구 미충족) 미술치료 교육 프로그램(자아존중감 요구)에 참여하기 어려운 경우가 해당된다.

67 | 과목 | 기본간호학 | 정답 | ⑤

예방접종은 1차 예방에 해당된다.

PLUS TIP 질병 예방

㉠ **1차 예방**: 질환의 발생을 막기 위해 건강한 대상자에게 요구된다. 개인 또는 집단의 질병이나 기능장애에 대한 취약성을 감소시키고자 실시한다.

㉡ **2차 예방**: 건강문제나 질병을 겪고 있는 대상자, 합병증의 유발이나 상태가 악화될 위험이 있는 대상자에게 요구된다. 질병의 조기진단과 악화를 방지하기 위한 즉각적인 중재활동이 필요하며 가능한 빨리 정상적인 수준의 건강으로 회복될 수 있다.

㉢ **3차 예방**: 건강문제나 질병으로 인한 장애가 영구적이고 회복될 수 없으나 그 수준이 유지될 때 요구된다. 합병증의 발생과 악화를 위한 중재로 만성질환으로 인한 장애를 최소화 하는 것이다. 진단과 처치가 아닌 재활을 위해 수행한다. 대상자에게 가능한 최고 수준의 기능이 회복되도록 도와주는 단계이다.

68 | 과목 | 기본간호학 | 정답 | ⑤

⑤ **간생검**: 간 장애를 진단하기 위해 실시하며, 삽입 시 소량의 멸균생리식염수를 주입한다. 간 생검 후 생검 부위 압박을 위해 검사부위가 아래로 향하게 한다.

① **요추천자**: 압력 측정, 척수 약물 주입, 뇌척수액 추출, X – 선 촬영을 위한 염료 주입 등을 위해 시행한다. 혈액 박테리아, 포도당이나 단백질의 양, 악성세포 유무 등을 검사한다. 검사 후 두통을 예방하기 위해 되도록 베개 없이 배횡와위로 눕힌다.

② **복부천자**: 검체 수집 및 과도한 체액으로 인한 복부 장기의 압박을 경감시키기 위해 수행한다. 저혈량성 쇼크를 예방하기 위해 천천히 복수를 제거하며 저혈량 징후를 확인한다.

③ **흉강천자**: 과도한 늑막액이나 기흉이 있는 경우 수행한다. 자세로는 팔을 머리위로 하여 앉는 자세나 앞으로 베개에 기대는 체위가 있다.

④ **골수생검**: 골수의 조혈작용을 평가하기 위해 시행하며, 검사 후 천자부위를 즉시 모래주머니로 압박한다.

69 | 과목 | 기본간호학 | 정답 | ③

③ **다뇨(Polyuria)**: 하루 배뇨량이 3,000Ml 이상

① **무뇨(Anuria)**: 24시간 배뇨량이 100Ml 이하

② **요감소(Aliguria)**: 시간당 소변량 30Ml 미만 24시간 배뇨량 100 ~ 400Ml

④ **야뇨(Nocutria)**: 밤에 두 번 이상 배뇨

⑤ **빈뇨(Urinary Frequency)**: 하루 4 ~ 6회 이상

70 | 과목 | 기본간호학 | 정답 | ⑤

⑤ 격리는 환자의 전염병으로부터 타인을 보호하는 것으로 신종플루, SARS, MRSA, 기타 전염병 환자를 간호할 때 적용한다.

①②③④ 역격리에 대한 설명이다.

71 | 과목 | 기본간호학 | 정답 | ②

커프를 느슨하게 감은 경우 실제보다 혈압이 높게 측정된다. 혈압계 커프 고무주머니의 너비는 팔이나 대퇴길이의 약 2/3가 덮이는 것을 사용하여야 하며, 팔 혹은 다리의 중앙지점에서 측정한 둘레의 40% 정도 혹은 지름보다 20% 넓은 것이 이상적이다. 대부분 성인들은 대형 성인 커프를 사용해야 한다. 잘 맞지 않는 커프는 정확하게 혈압을 측정하지 못한다.

72 | 과목 | 기본간호학 | 정답 | ④

과호흡은 호흡의 율과 깊이가 증가하여 일호흡용적이 증가된 호흡이다. 보통 운동 시 나타난다.

PLUS TIP 호흡의 종류

㉠ 정상 호흡 : 흡기와 호기가 규칙적이고 일호흡용적은 500mL정도이며 호흡률은 12 ~ 20회/분이다.

㉡ 서호흡 : 호흡률이 비정상적으로 느리나 규칙적이다.

㉢ 빈호흡 : 호흡률이 비정상적으로 빠르나 일호흡용적은 감소된 호흡이다.

㉣ 과호흡 : 호흡의 율과 깊이가 증가되어 일호흡용적이 증가된 호흡이며 보통 운동 시에 생긴다.

㉤ 무호흡 : 호흡이 없는 상태이며 계속적이면 호흡정지라 한다.

㉥ Cheyne – Stokes 호흡 : 호흡이 불규칙하며 무호흡과 과도호흡이 교대로 일어난다. 호흡은 느리고 얕은 호흡으로 시작하여 깊이와 속도가 점점 증가한다. 다시 호흡이 점차 느려지고 얕아졌다가 10 ~ 20초간 무호흡이 있고 난 뒤 다시 호흡을 시작하는 것을 반복한다.

㉦ Kussmaul 호흡 : 비정상으로 깊고 빠른 호흡이며 규칙적이다. 당뇨병이나 케톤산증이나 신부전 환자에게 나타난다.

㉧ Biot's 호흡 : 뇌 손상, 뇌막염 등으로 호흡 기능이 떨어져 얕은 호흡과 무호흡이 교대로 나타난다.

73 | 과목 | 기본간호학 | 정답 | ③

③ 이뇨제를 사용하면 혈압이 감소한다.
① 연령이 증가하면서 혈압은 상승한다.
② 스트레스와 같은 상황에 교감신경이 자극되면서 혈압이 상승한다.
④ 말초혈관이 수축하면서 혈관에 저항력이 증가하고 혈압이 상승한다.
⑤ 운동은 심박출량을 높여서 혈압을 상승시킨다.

74 | 과목 | 여성간호학 | 정답 | ②

② 피해자가 수치심을 느낄 수 있으므로 조용하고 편안한 비밀이 보장되는 장소에서 문진 및 신체검진을 시행한다.

① 성폭력은 범죄행위이므로 증거확보가 중요하다. 피해자의 동의에 따라 증거자료를 수집하고 보관한다.

③ 증거물 보존을 위해 수집 전 샤워, 질 세척, 대소변을 보지 않도록 교육하고 체액이 묻은 옷도 그대로 보관한다. 검사 및 치료가 끝나면 질 세척과 샤워를 하도록 하고 깨끗한 옷으로 갈아입을 수 있도록 돕는다.

④ 피해자의 외상치료, 감염예방을 위해 신체적 간호를 제공하며 원치 않는 임신을 예방하기 위해 성교 후 72시간 이내에 응급 피임약을 복용하도록 한다.

⑤ 피해여성의 불안을 낮추고 안정감을 주기위해 지지적인 태도를 보이며 함께 있어주고 피해자에게 무비판적인 태도로 질책하지 않는다. 성폭력에 대한 분노가 자신의 내부로 투사되지 않고 가능한 빨리 해소될 수 있게 말로 표현하도록 돕는다.

75 | 과목 | 기본간호학 | 정답 | ④

관절범위 운동을 시행하는 목적은 관절이 굳지 않도록 관절의 기능을 향상시키고, 근위축을 예방하며 근력을 유지시키기 위함이다. 또한, 장시간 부동으로 인한 합병증 예방과 보행 준비를 위해 시행한다.

76 | 과목 | 기본간호학 | 정답 | ④

PLUS TIP 임종환자의 신체적 징후

㉠ 근긴장도 상실 : 대화 곤란, 안면근의 이완, 신체 움직임 감소, 괄약근 조절 감소로 요실금 및 요실변

㉡ 순환속도 저하 : 발에서 시작되어 손, 귀, 코 순서로 피부가 차가워짐, 약하고 느려진 맥박

㉢ 혈압 하강, 빠르고 얕으며 불규칙적인 호흡(Cheyne – Stokes 호흡)

㉣ 흐려진 시각, 미각, 후각, 청각 상실

77 | 과목 | 기본간호학 | 정답 | ③

①②④⑤ 수면을 각성시키는 호르몬이다. 수면을 증진시키는 호르몬인 멜라토닌은 뇌에서 생성되는 신경호르몬으로 일주기 리듬을 조절하고 수면을 촉진한다. 그 외 벤조다이아제핀 수용체 작용제 약물(Zolpidem)은 수면 전 시간을 감소하고 전체 수면시간을 증가시키며 적은 부작용으로 노인들의 수면제로 많이 사용된다. Ramelton(Rozerem)은 수면의 유지가 아니라 수면 개시를 촉진하기 위해서 처방되고, 장기간 사용하며 멜라토닌 수용체를 활성화한다.

78 | 과목 | 성인간호학 | 정답 | ⑤

⑤ 호흡기 순환 상태 유지와 부적절한 폐환기로 인한 변화 방지를 위해 수술 후 기침, 심호흡, 조기이상을 격려한다.
① 눈 수술 시 안압 상승을 방지해야 한다.
② 뇌 수술 시 뇌압 상승을 방지해야 한다.
③ 척추 수술 시 수술 부위 충격을 방지해야 한다.
④ 탈장 수술 환자의 수술 부위 긴장을 금지한다.

79 | 과목 | 기본간호학 | 정답 | ③

③ 인공 능동면역 : 인공적으로 항원을 투여해 항체를 형성하는 것으로 예방접종이 해당된다.
① 자연 능동면역 : 항원이 침입하여 항체가 능동적으로 형성되는 것으로 질병을 앓고 난후 획득한 면역이다.
② 자연 수동면역 : 태아가 모체의 태반을 통해 항체를 받거나 신생아가 모유를 통해 항체를 전달받는 것이 해당된다.
④ 인공 수동면역 : 다른 사람이나 동물에게서 생성된 항체를 주입하여 생기는 면역으로 혈청, 감마글로불린, 항독소 주입 등이 있다.
⑤ 선천 면역 : 특이 항원에 대해 즉각적으로 반응하는 면역으로 비특이적 면역반응이다.

PLUS TIP 수동면역

다른 사람이나 동물에게서 만들어진 특이항원에 대한 항체를 체내에 주입하여 면역력이 생기는 것으로 즉각적으로 반응하지만 단기간만 작용한다. 능동면역은 항원에 대해 반응하는 특이항체를 스스로 형성하여 생기는 면역이다.

80 | 과목 | 기본간호학 | 정답 | ①

Systolic Blood Pressure은 수축기압이다. 이완기압을 의미하는 용어는 Diastolic Blood Pressure 이다.

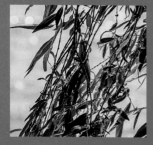
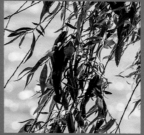
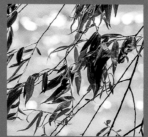

시험장에서
들고 보는

··

요약
ZIP

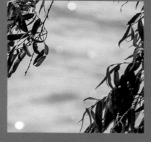
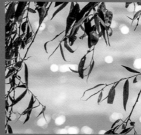
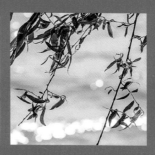

사람을 강하게 만드는 것은 사람이 하는
일이 아니라 하고자 노력하는 것이다.

어니스트 헤밍웨이

·································· SEOWONGAK

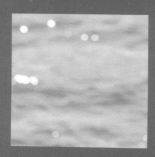
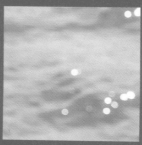
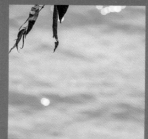

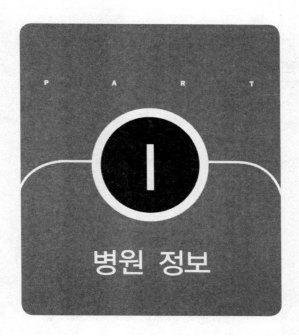

P A R T

I

병원 정보

병원 정보

 전남대학병원 소개

(1) 미션

탁월한 진료 · 교육 · 연구와 헌식적인 봉사로 의학발전과 인류의 건강증진에 기여한다.

(2) 비전

의료계의 표준이 되고 고객의 신뢰를 받는 스마트 병원이 된다.

(3) 핵심가치

　① 사회공헌

　② 선진 의료

　③ 첨단 학문

　④ 신뢰 경영

　⑤ 창조적 사고

(4) 엠블럼

엠블럼의 형태는 꽃을 모티브로 하여 상단의 꽃을 중심으로 안쪽에 십자마크를 넣어 배치하였으며, 하단은 두손을 모아 생명존중과 봉사정신을 담고 있다. 외형을 감싸고 있는 원형의 로고타입은 안정된 환경, 편리한 의료서비스로 글로벌 마케팅 환경에 대응하며 종합병원으로서 비전과 미래지향적인 사원들의 일체감을 담고 있다.

2 간호부 소개

(1) 미션

창의적 시도로 간호계의 진화를 선도하고 체계적 사고로 고객서비스 표준을 구현한다.

(2) 비전

① 고객의 기대를 넘어서는 간호서비스

② 최고의 전문성을 지닌 간호

③ 간호계를 선도하는 창의적 리더

(3) 핵심가치

① 배려와 존중

② 공감과 소통

③ 도전과 혁신

④ 변화와 성장

⑤ 협력과 상생

(4) 슬로건

간호사로부터 시작된 선한 영향력이 병원 문화를 발전시킨다.

(5) 조직도

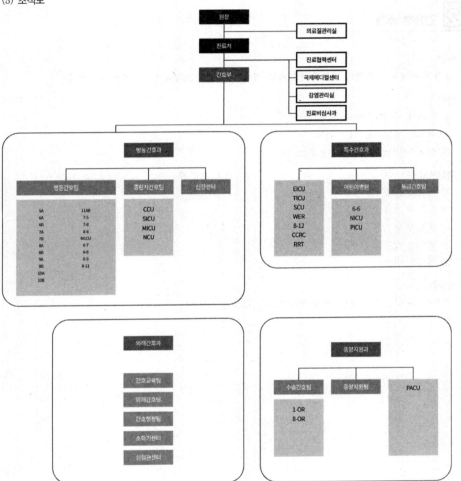

병원 소식

이해충돌방지 실천 다짐

전남대학병원이 최근 이해충돌 방지 실천 서약식을 가졌다. 이해충돌 방지 서약식은 지난 5월 제정된 공직자 이해충돌방지법과 광주광역시의 청렴사회민관협의회 1기관 1시책 정책에 따라 추진되었다. 서약 주요 내용으로는 ▲사적이해관계 없이 직무 공정 수행 ▲직무 관련자 우대 또는 처벌금지 ▲이해관계 충돌 땐 직무수행 회피 ▲직무수행 과정 사적 이익추구 금지 ▲임직원 행동강령과 윤리강령 철저히 준수 로 구성되었다. 전남대학병원장은 "이번 서약식을 통하여 전남대학병원 임직원 모두가 각자의 업무에서 청렴한 일처리로 부패가 싹트지 않도록 최선을 다하자"며 "이로써 전남대학병원이 고객이 신뢰하고 직원이 행복 스마트 병원으로 거듭나도록 더욱 노력하자"고 당부했다.

AI데이터 구축사업 선정

전남대학병원이 과학기술정보통신부의 2021년도 인공지능(AI) 학습용 데이터 구축사업의 2개 분야에서 선정되었다. AI 학습용 데이터 구축사업은 과학기술정보통신부와 한국정보화진흥원이 추진하는 디지털 뉴딜사업으로, AI 강국 도약을 위한 국가·사회 전반의 지능화 혁신 서비스를 신속하게 확산시키고자 하는 국가 주요사업이다. 이번 사업 공모에서 '정신건강 진단 및 예측을 위한 멀티모달 인공지능 데이터', '순음청력검사 데이터'사업에 참여하게 되었다. 이번 사업선정에 따라 전남대학병원은 국가 의료발전에 기여함과 동시에 연구중심병원으로 재도약하는 발판을 마련하게 되었으며 국내외 최대 규모의 청력검사 학습데이터 구축과 청력 진단분야의 인공지능 연구개발이 활성화 될 것으로 전망하고 있다.

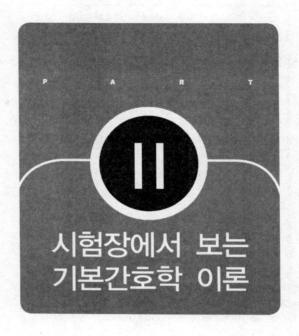

PART

II

시험장에서 보는
기본간호학 이론

1 간호과정 및 기록

1 간호과정의 단계
① 간호사정 : 대상자의 자료를 수집 및 확인, 분석
② 간호진단 : 비판적 사고를 이용하여 대상자의 실재·잠재적 건강문제를 임상적으로 평가
③ 간호계획 : 대상자의 목표설정과 우선순위, 기대되는 결과 및 간호계획을 기록
④ 간호수행 : 간호계획 수행 및 간호계획 검토·수정하고 간호활동을 기록
⑤ 간호평가 : 대상자의 반응 및 목표 진행 상태, 간호의 질과 수준을 측정

2 간호기록
① 목적 : 의사소통, 대상자의 사정 및 간호계획, 감사, 연구·교육, 법적 자료
② 6원칙 : 사실성, 정확성, 완결성, 동시성, 형식성, 보완성
③ 기록의 유형
　　㉠ 정보중심 대상자 기록 : 각기 분야의 양식에 따라 자료를 기록하고 보관
　　㉡ 문제중심 대상자 기록 : 건강문제와 관련된 간호경과기록(SOAP 기록)
　　㉢ 기록 도수기록 : 문제(Problem), 중재(Intervention), 평가(Evaluation)로 구성되어 간호계획을 따로 분리하지 않는 것이 특징
　　㉣ 초점 DAR 기록 : 대상자와 대상자의 관심에 간호의 초점을 두며, 환자 중심의 기록
　　㉤ 사례관리 모델 : 같은 질병을 가진 환자 그룹에게 적용하고 정해진 짧은 기간 내에 질적이고 비용을 적게 드는 관리방법을 강조한 기록 도구

 2 활력징후

1 정의 : 체온(Temperature), 맥박(Pulse), 호흡(Respiration), 혈압(Blood Pressure)을 총칭

활력징후 정상범위			
체온(℃)	맥박(회/분)	호흡(회/분)	혈압(mmHg)
36.1 ~ 37.2℃	60 ~ 100회 / 분	12 ~ 20회 / 분	• 수축기 : 90 ~ 140mmHg • 이완기 : 60 ~ 90mmHg

2 체온(Temperature)

① 체온에 영향을 미치는 요인

상승	운동, 스트레스, 호르몬
감소	연령(노인은 기초대사율이 감소로 체온 조절 능력 저하)

② 체온 측정 부위 : 구강, 직장, 액와, 고막, 이마

③ 체온 균형

열 생산	기초대사율, 근력운동 및 전율, 갑상샘 호르몬, 교감신경
열 손실	방사, 전도, 대류, 증발

④ 체온변화 양상

고체온	열피로, 열경련, 열사병
저체온	인위적 저체온, 비의도적 저체온, 동사

⑤ 발열 단계 : 오한기 → 발열기 → 해열기

⑥ 열요법과 냉요법

열요법 처치	더운물 주머니, 전기패드, 온습포
냉요법 처치	얼음 주머니, 미온수 목욕, 냉습포

3 맥박

① 맥박에 영향을 미치는 요인

상승	무리한 운동, 체온 상승, 약물 사용(Epinephrine), 출혈, 스트레스
감소	연령증가, 약물 사용(Digitalis), 운동선수, 부교감신경 자극, 저체온증

② 맥박 측정 부위 : 측두동맥, 경동맥, 상완동맥, 요골동맥, 슬와동맥, 대퇴동맥, 후경골동맥, 족배동맥, 심첨맥박

4 호흡 및 혈압

① 호흡에 영향을 미치는 요인

상승	스트레스, 열, 운동, 흡연, 고지대
감소	진정제 및 마약성 진통제, 뇌손상(뇌간 장애)

② 혈압에 영향을 미치는 요인

상승	교감신경 자극, 급성통증, 운동, 비만, 완경기 여성
감소	이뇨제 및 항고혈압제의 약물 사용

③ 혈압 측정 시 오류가 발생하는 경우

상승	좁은 커프 사용, 커프를 느슨히 감은 경우, 압을 너무 천천히 빼는 경우, 운동이나 활동 직후, 팔이 심장보다 낮은 경우
감소	넓은 커프 사용, 압을 빨리 푸는 경우, 팔이 심장보다 높은 경우

5 활력징후 측정이 필요한 경우

① 입원 시
② 의사의 지시로 정규적 절차인 경우
③ 의료기관이나 건강기관에 방문한 경우
④ 수술 전·후
⑤ 침습적 시술 전·후
⑥ 심혈관계나 호흡기능에 영향을 주는 약물투여 전·후
⑦ 전신적 상태가 갑자기 나빠진 경우
⑧ 대상자가 이상한 증상이나 신체적 고통 호소 시
⑨ **병원감염** : 입원 당시에는 증상 및 잠복기가 없던 감염이 입원한 지 적어도 48시간 이후나 퇴원 후에 발생된 경우

③ 감염관리

1 전파 경로

접촉주의, 비말주의, 공기주의, 혈액주의

2 내과적 무균법과 외과적 무균법

구분	내용
내과적 무균법	• 미생물의 수를 한정하거나 줄이는 법 • 물과 비누, 소독제를 사용 • 손이 팔꿈치 아래로 향하게 하여 물이 손가락 쪽으로 흐르도록 함
외과적 무균법	• 모든 미생물을 사멸시키는 법 • 물과 비누, 소독제를 사용 • 손끝을 팔꿈치 보다 높게 하여 물이 팔 쪽으로 흐르도록 함

3 격리(Isolation)와 역격리

① 격리 : 대상자가 전염성 질환을 가졌을 경우

② 역격리 : 질병이나 상처, 면역억제제 사용으로 인해 정상적인 신체 방어력이 다소 떨어지는 경우

4 격리예방지침

① **표준주의** : 병원에 있는 모든 대상자 간호 시 적용하는 격리법

② **공기주의** : 5㎛ 이하의 작은 비말 공기를 매개로 전파되는 병원균 차단

③ **비말주의** : 5㎛ 이상의 전파되는 병원균 차단, 질병이 있거나 의심되는 대상자에게 적용

④ **접촉주의** : 직접 또는 간접접촉에 의해 전파되는 병원균 차단, 질병이 있거나 의심되는 대상자에게 적용

4 관리 활동

1 환경관리 ⭐

① 안전관리 : 사고로 인한 손실을 미연에 방지하기 위한 계획 수립 및 실행
- ㉠ 시력 · 청각장애가 있는 경우
- ㉡ 연령, 질병 또는 약물로 인해 무기력한 상태
- ㉢ 졸도, 경련, 심장마비, 뇌출혈 등의 상황을 예측할 경우
- ㉣ 정신 · 감정적 변화로 인하여 판단력이 결핍된 경우
- ㉤ 부주의, 무관심, 건망증 등 협조를 거부하는 경우

② 화재방지 : 산소통의 보관위치, 운반 및 사용법의 통제와 점검, 소방훈련, 비상구 확인, 환자 및 보호자 대피 계획과 절차를 훈련

③ 감염관리
- ㉠ 업무수행 및 물품관리 : 무균법 적용
- ㉡ 청소담당인력의 청소방법, 청소도구 등을 관찰 · 감독
- ㉢ 물품의 정리정돈, 위생관리, 매개동물로 인한 감염 가능성 파악

2 물품관리 ⭐

① 물품관리 부주의로 환자간호에 미치는 영향
- ㉠ **물품 수량 부족**
  - 간호 제공 중단 및 물품 공급 시까지 간호 중단
  - 간호의 질 저하
  - 간호사 의욕 저하
- ㉡ 기구의 고장 : 간호 지연 및 사고발생 위험

② 물품관리지침 마련
- ㉠ **물품 점검수칙** : 유용성, 청결성, 안정성, 편리성 등을 고려
- ㉡ 물품사용방법에 대한 지침서 게시 · 지휘 · 감독
- ㉢ 물품목록 비치
- ㉣ 물품 인계 및 인수장부 비치
- ㉤ 물품관리 문제점 해결과 개선방안모색을 위한 간호단위 내 집담회 운영

③ **물품관리방법** : 적정재고유지, 물품의 표준화, 물품의 재생, 비저장 재고의 처리, 가치분석기법 활용, 물품관리에 대한 직원 교육

3 약품관리

① 약품처방체계

구분	내용
정규처방	의사가 처방을 취소하고 다른 처방을 낼 때까지 유지되거나 처방된 날짜가 만료될 때까지 지속
임시처방	의사의 처방명령 변경 시 혹은 응급 시 발행되는 처방으로 투약은 1일분 이내로 제한
퇴원처방	입원환자가 퇴원할 때 처방되는 것으로 투약일수는 의료보험기준과 외래처방에 준하여 제공
공휴처방	일요일이나 공휴일에 발행되는 처방으로 환자의 상황이나 처방 누락, 신규입원환자 등에 한하여 처방

② 약품관리 방법 ★
 ㉠ 환자 약은 경구약, 주사약을 개인별로 관리
 ㉡ 사용이 중단된 주사약은 즉시 반납
 ㉢ 응급약, 비상약은 반드시 인수인계
 ㉣ 유효일이 지난 약은 즉시 교환
 ㉤ 마약은 반드시 마약대장과 함께 마약장에 보관하며 근무교대 시 마약, 마약장 열쇠 인계 및 개인별 기록

③ 투약관리 지침 ★
 ㉠ 약품준비 및 투약 전 손 세정(무균법)
 ㉡ 약물 투여 시 5right(정확한 양, 정확한 환자, 정확한 용량, 정확한 경로, 정확한 시간) 준수
 ㉢ 의사 처방을 완전하게 이해한 후 투약준비(정확한 약어와 도량형 단위 이해)
 ㉣ 투약을 준비한 간호사가 즉시 투약·확인
 ㉤ 설하, 질내, 직장 내 L − tube 등으로 투약되는 약은 간호사가 직접 투약
 ㉥ 물약이나 침전이 생기는 약은 반드시 흔들어서 투약
 ㉦ 정신과 환자 및 환자가 알면 안되는 경우를 제외하고는 약의 작용, 투여방법, 기대 효과를 환자에게 설명
 ㉧ 항생제 주사 시 시작 전 Skin Test를 시행하고 이상반응 시 즉시 담당의사와 수간호사에게 보고하고 환자 기록지에 기록
 ㉨ 투약시간과 간격 준수
 ㉩ 주사 부위나 주사 방법을 준수하며 마비가 있는 부위는 주사 제외
 ㉪ 서있는 상태에서 채혈이나 정맥주사 금지(혈관수축으로 인한 현기증 유발)
 ㉫ 정맥주사 부위와 정맥주사 Line은 72시간마다 교환
 ㉬ 정맥류, 하지부종, 순환상태가 좋지 않은 환자는 하지에 정맥주사 금지
 ㉭ 투약 실수 시 즉시 담당의사와 수간호사에게 보고

4 환자관리 ★

① 입원환자

  ㉠ 입원실을 깨끗하게 청소하고 침대, 침구, 환의, 필요한 준비물품 등과 병실의 기구류와 블라인드, 커텐 등을 점검하여 환자가 병실에 도착하기 전 병실 준비

  ㉡ 담당 간호사가 입원 생활안내서와 함께 설명하며 병동의 구조, 식사시간, 회진·면회시간 등 일괄 안내

  ㉢ 환자의 입원이 담당의사에게 알려졌는지 확인

② 퇴원환자

  ㉠ 가정에서 치료가 지속되도록 환자·보호자의 퇴원교육 시행

  ㉡ 퇴원 후 계속 약을 복용할 시, 약의 목적과 효과 및 정확한 용량, 복용기간, 복용방법, 보관방법, 장기복용 시 나타날 수 있는 부작용 등을 설명

  ㉢ 산모나 신생아의 경우 회음부의 청결과 유방관리, 젖 먹이는 법, 목욕시키는 법 등 교육

  ㉣ 퇴원 후 지속적인 치료가 필요할 경우 외래진료소 방문절차와 날짜, 보건·의료기관 안내

  ㉤ 퇴원 후 환자의 차트를 기록실에 보내기 전 빠짐없이 기록이 되었는지 확인

5 상처간호

1 상처 드레싱

구분	내용
드레싱의 종류	• 거즈(Gauze) • 투명 필름 드레싱(Transparent Film) • 하이드로 콜로이드(Hydrocolloids) • 하이드로 겔(Hydro Gels) • 폴리우레탄 폼(Polyurethane Foams)

2 욕창(Pressure Sore) ★

① 호발부위 : 천골, 대전자, 척추극상돌기, 무릎, 전면경골능, 후두골, 복사뼈, 발뒤꿈치 등

② 욕창의 위험요소 : 외부압력, 마찰과 응전력, 부동, 부적절한 영양, 피부 습기 및 온도

③ 욕창의 단계

구분	내용
1단계	발적은 있으나 피부손상 없음
2단계	표피와 진피를 포함한 부분적인 피부손상
3단계	심부 피부조직 손실, 건막에 가까운 깊은 진피손상과 조직 괴사
4단계	조직괴사, 근육, 뼈, 지지조직, 심부 피부조직의 광범위한 손상

④ 욕창 간호
  ㉠ 2시간마다 들어 올려서 체위변경
  ㉡ 뼈 돌출부위의 체중을 경감하기 위해 베개 사용
  ㉢ 뼈 돌출부위의 마사지는 금함
  ㉣ 실금 및 상처의 습기로부터 피부를 보호
  ㉤ 에어매트리스를 적용하여 신체부위 압박을 완화
  ㉥ 고단백 · 고비타민 영양공급

6 투약 ★

1 투약의 기본 원칙(5Right)

정확한 대상자명(Right Client), 정확한 약명(Right Drug), 정확한 용량(Right Dose), 정확한 경로(Right Route), 정확한 시간(Right Time)

2 투여 빈도

stat(즉시), bid(하루 두 번), tid(하루 세 번), qid(하루 네 번), q.o.d(하루 건너), qd(매일), q.h(매시간마다), q4h(4시간마다), hs(취침전), ac(식전), pc(식후), prn(필요시)

3 경구 투약

구분	내용
장점	• 가장 단순하고 경제적 • 부작용이 가장 적음
단점	• 치아 및 점막에 자극 가능성 • 오심 또는 구토, 흡인 위험성이 높으며 금식 환자에게는 불가

4 비경구투여

① 약물의 흡수 속도 : 정맥 < 근육 < 피하 < 경구

② 피하주사

구분	내용
장점	• 혈액순환이 원활할 경우 약물 흡수가 용이 • 신체 여러 부위에 주사할 수 있고 무의식, 연하곤란 환자 등에 구애 받지 않음
단점	• 주사침으로 인한 피부손상 · 감염 가능성　　• 근육주사보다 느린 흡수
약물	인슐린, 헤파린

③ 주사부위 : 상완 외측 후면, 하복부, 대퇴 전면, 등의 상부, 배둔근 윗부분

④ 근육주사

구분	종류
장점	• 경구투여로 줄 수 없는 경우 투약 가능 • 경구 및 피하보다 약물의 흡수 속도가 빠름
단점	• 신경 및 혈관 손상 위험 • 경구 투약보다는 부작용이 빠르며, 공기 색전, 감염, 조직손상 위험성
금기	• 신경 및 골조직의 손상부위, 화농, 괴사부위 • 약물이 조직괴사를 일으킬 수 있는 경우 • 동통을 느끼거나 경결 부위가 있는 경우 • 근위축 대상자

⑤ 피내주사 : 알레르기 반응 검사, 투베르쿨린 반응 검사 등에 이용

구분	내용
장점	약물에 대한 반응을 눈으로 관찰 가능
단점	흡수가 가장 느림
주사부위	전박의 내측면, 흉곽 상부, 견갑골 아래

⑥ 정맥주사

구분	내용
장점	• 혈관 속으로 약물이 직접 투여되어 신속한 효과 • 지속적 약물 주입 가능 • 신체에 수분과 전해질 및 영양 제공 가능
단점	감염 및 부작용 가능성
합병증	혈종, 정맥염, 침운

⑦ 주입속도 계산

구분	내용
시간당 주입량	$\dfrac{총 주입량}{총 주입시간(분)}$
분당 방울수	$\dfrac{전체 주입량 \times 방울수}{총 주입시간(분)}$
1방울 점적 시 걸리는 시간	$\dfrac{24시간 \times 60분 \times 60초}{1일 수액주입량(ml) \times ml당 방울수}$

5 수혈

① 목적
- ㉠ 순환 혈액량 보충 위함
- ㉡ 급·만성 빈혈 시 적혈구 수 증가 및 혈색소 유지
- ㉢ 산소운반능력 증가 위해
- ㉣ 출혈로 인한 혈액 부족 시 혈량 보충

② 혈액 종류

구분		내용
전혈(Whole Blood)		급성 출혈, 대량의 출혈 시 혈액 보충 및 산소운반 제공
적혈구	적혈구 농축액 (Pack RBC)	• 급성 혈액 손실(사고 및 수술, 위장출혈) • 만성 혈액 손실(빈혈, 적혈구 기능 저하)
혈장	신선동결혈장(FFP)	혈액 응고인자 보충
혈소판	혈소판 농축액(PC)	혈소판 감소증, 혈소판 기능 장애 시 출혈예방

③ 간호

구분	내용
수혈 전 간호	• 수혈 전 환자의 ABO, Rh Type 검사 시행 • 수혈을 위한 정맥 Route 확보 : 18G ~ 20G • 과거 수혈 받은 경험 및 수혈부작용 유무, 환자가 알고 있는 혈액형 확인 • 활력징후를 측정하여 발열 유무 확인 • 혈액은행에서 혈액을 수령한 후 의료인 2명 이상이 수령한 혈액 확인
수혈 중 간호	• 수혈 여과장치가 있는 수혈세트 사용 • 수혈 중인 정맥로에 다른 수액제제를 같이 주입하지 않음 • 수혈 시작 후 첫 15분 이내에 대부분의 부작용 발생, • 부작용 발생 시 즉시 수혈을 중단하고 의사에게 보고 • 수혈기록지에 수혈 시작 시간, 종료시간, 부작용 발현 유무, 이상반응 등을 기록

④ 부작용 : 용혈반응, 발열, 알레르기 반응, 순환기계 부담

7 영양

1 경장영양

구분		내용
단기간 영양액 주입	비위관	• 비강을 통해 위까지 튜브 삽입 • 위 내용물을 흡인하거나 위세척, 가스 제거 위해서도 사용 • 폐흡인 위험성 높음
	비장관	• 비강을 통해 소장 윗부분까지 튜브 삽입 • 위내 병변이 있거나 위를 비우는 시간이 지연이 있는 환자에게 사용 가능 • 비위관보다 폐흡인 위험성 적음 • Dumping Syndrome이 나타날 수 있음 ※ **덤핑증후군**(Dumping Syndrome) : 음식물이 빠르게 소장으로 내려가며 생기는 증상이다. 고탄수화물 식이가 너무 빨리 장내 속으로 들어오면 인슐린이 과도하게 증가하며 저혈당이 발생한다. 오심, 구토, 현기증, 발한, 빈맥, 가스팽창, 설사, 복부경련 등의 증상이 나타난다.

2 총비경구영양(TPN : Total Parenteral Nutrition)

구분	내용
장점	포도당, 단백가수분해, 미네랄, 비타민으로 구성된 고장성 영양액을 말초 또는 중심정맥을 통한 효과적인 공급
단점	감염, 고혈당, 수분과다, 공기색전 주의

8 산소화 요구

1 흡인간호

	구강 및 비강흡인(Oral and Nasopharyngeal Suction)
목적	• 환자 스스로 분비물을 제거할 수 없을 때 분비물 흡인하여 기도유지 및 환기 • 호흡기 감염 예방 위해 • 검사물 채취
주의 사항	• 감염 예방을 위한 무균법 준수 • 흡인 전·후로 과산소화 되어야 저산소증 예방 • 흡인 시 환자의 얼굴색·맥박수·분비물의 양과 색을 관찰, 과도한 빈맥, 청색증, 서맥, 혈액 섞인 분비물이 관찰될 경우 즉시 흡인을 중단 후 산소 공급 및 의사에게 보고

2 ABGA : 호흡능력을 나타내는 지표로 동맥혈을 채취하여 산소포화도와 산·염기 불균형을 평가

검사	정상범위	비정상 및 의미			
pH	7.35 ~ 7.45	pH < 7.35	산증	pH > 7.45	알칼리증
PaO₂	80 ~ 100mmHg	PaO₂ < 80	저산소증	PaO₂ > 100	과산소증
PaCO₂	35 ~ 45mmHg	PaCO₂ < 35mmHg	호흡성 알칼리증	PaCO₂ > 45mmHg	호흡성 산증
HCO₃-	22 ~ 26mEq	HCO₃- < 22mEq	대사성 산증	HCO₃- > 26mEq	대사성 알칼리증

3 심폐소생술(CardioPulmonary Resuscitation)

① 순서

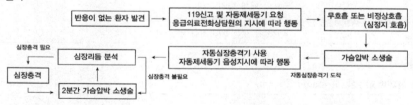

② 가슴 압박

구분	내용
위치	가슴뼈(Sternum) 아래쪽 1/2
깊이	약 5cm(최대 6cm 미만)
속도	100 ~ 120회/분

③ 전문기도기 삽입 후 : 6초당 1회 인공호흡
    ㉠ 소아는 가슴 두께의 최소 1/3, 깊이는 4 ~ 5cm 가슴 압박 시행
    ㉡ 가슴 압박 대 인공호흡 비율 : 30 : 2 (1인 구조자), 15 : 2 (2인 구조자)

9 배뇨 · 배변

1 배뇨

① 비정상 배뇨
    ㉠ 소변량 : 무뇨, 핍뇨, 다뇨
    ㉡ 소변양상 : 혈균뇨, 세균뇨, 당뇨, 단백뇨
    ㉢ 배뇨 장애 : 배뇨곤란, 빈뇨, 긴빈뇨, 야뇨, 배뇨지연, 요실금, 유뇨증
② 도뇨관 삽입 목적

구분	내용
단순도뇨 (Simple Catheterization)	• 1회 도뇨관 삽입으로 방광 내 소변제거 • 배뇨 후 잔뇨량 측정 • 무균적인 소변 검사물 채취
유치도뇨 (Foley Catheterization)	• 환자 스스로 배뇨할 수 있을 때까지 장기간 유치 • 요도 폐쇄 방지 • 중환자의 소변량 측정 • 계속적 또는 지속적인 방광 세척

2 배변

① 청결(배출)관장(Cleansing Enema)

구분	내용
고장액(Hypertonic)	120 ~ 250ml
저장액(Hypotonic)	수돗물 500ml ~ 1L
등장액(Isotonic)	생리식염수 500ml ~ 1L
비눗물 용액(Soap Solution)	5000ml ~ 1L(물1L당 3 ~ 5g 비누)

② 정체관장(Retention Enema) : 직장과 S자 결장에 오일이나 약물을 주입하고 장에서 장시간 보유시키게 하여 대변배출 촉진

구분	내용
투약 관장(Medicated)	Kayexalate(고칼륨혈증 시), Neomycin(장수술 전후 세균감소)
오일정체 관장(Oil Retention)	글리세린, 광물성기름
영양 관장(Nutritive)	포도당
수렴 관장	생리식염수

③ 구풍관장(Carminative Enema) : 장내 가스가 배출되는 것을 촉진, 복부팽만 제거

10 안전 · 안위

1 안전

구분	항목	내용
★ 낙상	위험요인	65세 이상, 보행 장애 및 균형감각 장애, 진정제 및 수면제 복용
	예방	• 침대 Side Rail 올리기 • 미끄럼 방지 슬리퍼 착용 및 바닥 물기 제거 • 적절한 조명을 설치하여 바닥을 밝힘, 야간등 사용 • 잠자기 전 화장실 다녀오도록 격려
억제대	기능	환자의 신체 움직임을 제한하여 환자 자신이나 타인의 손상을 예방하기 위해 적용
	주의 사항	• 환자의 움직임은 가능한 범위 내에서 최대로 허용 • 맥박 측정 및 피부색, 억제된 부위 감각 확인하여 혈액 공급 및 순환상태 확인 • 손가락 한 개 들어갈 정도의 여유 • 2시간마다 30분씩 억제대를 풀어서 순환 유지 • 관절 부위는 고정하지 않도록 하고 피부 손상 예방 위해 뼈 돌출부위에는 적용하지 않음

2 안위

통증사정도구	
NRS 측정	Numeric Rating Scale
VAS 측정	Visual Analogue Scale
FPRS 측정	Faces Pain Rating Scale
FLACC 측정	Face Leg Activity Cry Consolability Scale

수술 주기 간호

1 수술 전 간호 ★

① 수술 후 부동자세, 진정제 투여, 마취 등으로 인해 폐환기 감소로 무기폐(Atelectasis) 발생 및 기도 분비물 축적으로 기관지염 및 폐렴 발생 가능성 설명

② 심호흡은 호흡수를 줄여주고 최대 흡기량을 일정하게 유지시키며 폐용적 증가

③ 무기폐 예방 : Mouthpiece에 입술을 붙이고 숨을 크게 들이마시고 3 ～ 5초 참게 함

④ 기침과 지지
  ㉠ 환부를 지지해 기침과 심호흡을 시행
  ㉡ 눈이나 탈장 수술 시 기침으로 인한 압력으로 수술부위 손상을 가져오므로 금기

⑤ 하지운동
  ㉠ 수술 후 부동은 혈류를 느리게 하며 혈전생성 위험성을 증가시킴
  ㉡ 하지 근육을 긴장 및 이완시킬 수 있도록 등척성 운동 격려
  ㉢ 하지 정맥귀환량을 증진시키기 위해 수술 전 항혈전 스타킹 착용

⑥ 조기이상과 관절가동범위 운동 시행

2 수술 중 간호중재

구분		내용
감염 예방		• 수술실 간호사는 무균술 숙지 및 무균상태 유지 • 정확한 무균술로 물건 옮기기, 멸균상태 확인 및 정확하게 표시 • 수술복 착용, 스크럽, 가운 착용 등
수술부위 오류 방지	표시	지워지지 않는 펜으로 수술부위 표시
	타임아웃 (Time Out) 시행	수술 전 의료진이 서로 상호작용하여 확인 • 정확한 대상자 • 정확한 수술 • 정확한 부위 • 정확한 체위 • 약물
간호기록		수술기록지에 수술 정보를 기록
이물질 잔류 방지		수술 계수(거즈, 바늘, 수술기구 등)이 체내에 남지 않도록 확인
실혈량 측정		• 대상자의 실혈량을 추정치로 계산 • 수술 중 흡입기, 상처배액, 흉관, 세척액 등 계산
라텍스 알레르기 확인		수술 전 라텍스 민감성 확인

3 수술 후 간호중재 ★

① 심호흡, 사지 움직임을 격려하여 마취제 배출 증진
② 마취에서 깨어나면 혼돈이 나타날 수 있으므로 침상난간을 올리며 관찰
③ 척수마취 환자는 뇌척수액 유출로 두통이 발생할 수 있으므로 두통 시 수분섭취 증가, 머리를 편평하게 눕힘
④ 수술 직후 인두반사 회복 시까지 머리를 비스듬히 옆으로 한 자세나 측위를 취함
⑤ 효율적 기침, 분비물 제거, 산소요법, 호흡운동 격려
⑥ 매 15분마다 활력징후를 평가하여 순환기능 장애 확인
⑦ 수술 후 부정맥, 고혈압, 저혈압이 생기는지 관찰
⑧ 수술부위 배액량과 출혈이 증가되지 않는지 사정
⑨ 수술 직후 2시간 내에 오심, 구토 발생하기 쉬우므로 필요시 시원한 수건과 얼음 제공

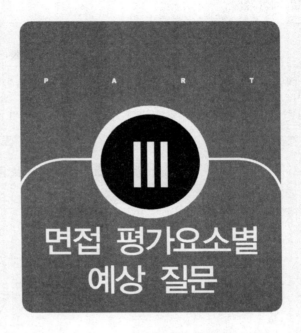

PART

Ⅲ

면접 평가요소별
예상 질문

---

check**point**

- ✔ 전문지식과 그 응용력
- ✔ 창의력
- ✔ 의사발표의 정확성
- ✔ 의지력
- ✔ 의사발표의 논리성
- ✔ 발전가능성
- ✔ 예의 · 품행 및 성실성
- ✔ 의료인으로서의 정신자세

면접 평가요소별 예상 질문

면접은 보통 해당 직무수행에 필요한 능력 및 적격성을 5가지 요소로 평가한다. 평가요소는 전문지식과 그 응용력, 의사발표의 정확성과 논리성, 예의·품행 및 성실성, 창의력·의지력·발전가능성, 의료인으로서의 정신자세이다. 각 요소마다 병원 인재에 적합하도록 답변을 준비하는 것이 필요하다.

# Keyword	질문과 답변	
㉠ '수혈의 목적'	※ 질문과 답변을 적어보고 키워드를 뽑아보세요	
	Q	
	A	
	Q	
	A	
	Q	
	A	
	Q	
	A	
	Q	
	A	
	Q	
	A	
	Q	
	A	
	Q	
	A	
	Q	
	A	

1 전문지식과 그 응용력

Q 운동성 실어증 종류에는 무엇이 있습니까?

운동성 실어증은 대뇌의 손상에 의한 언어장애로, 증상에 따른 종류와 원인을 설명하도록 한다.

Q 수혈 시 주의해야 하는 증상은 무엇입니까?

수혈의 목적에 대해 분명하게 알고 있어야 하며, 수혈 시 주의사항과 더불어 수혈 반응 시 간호도 함께 설명하도록 한다.

Q 수술실 간호사의 역할은 무엇입니까?

소독 간호사와 순환 간호사의 역할 구분을 명확히 하여 설명하도록 한다.

Q 혈액형 검사와 PT가 말하는 혈액형이 다른 경우 PT에게 어떻게 고지하겠습니까?

치료적 의사소통의 기술 중 정보제공하기(Providing Information)를 사용하여 대상자가 원하거나 필요한 경우 정보를 제공하고 전문 지식을 알려주도록 한다.

Q 혈액 수혈을 잘못한 경우 어떻게 하겠습니까?

즉시 수혈을 중단하고 생리식염수로 대치하여 정맥 주입로를 확보하며, 수술 종료 후 호흡곤란 등의 위해가 발생할 시 인공호흡기 치료를 한다.

Q 투약 시 6R(혹은 7R)에 대해 알고 있습니까?

정확한 대상자(The Right Client), 정확한 약물(The Right Drug), 정확한 용량(The Right Dose), 정확한 경로(The Right Route), 정확한 시간(The Right Time), 정확한 기록(The Right Documentation) + 정확한 교육(The Right Teaching)

Q 역격리에 대해 알고 있습니까?

면역력이 약한 환자를 외부 균으로부터 보호하는 것으로 대상과 더불어 간호에 대해 설명하도록 한다.

Q 편마비가 온 PT가 화장실을 가려고 할 때 어떻게 보조하겠습니까?

마비측 혹은 건측을 밑으로 하여 일어나기를 보조한다. 일반 변기로 옮겨 앉는 방법과 환자용 변기를 사용하는 경우를 설명하도록 한다.

2 의사발표의 정확성과 논리성

Q 장기기증에 대해 본인의 생각을 말해보세요.

장기기증은 질병과 사고 등의 이유로 기능을 소실한 환자들의 유일한 치료 방법이다. 현재 우리나라는 대기자만 약 3만 4천 명에 달하나 기증자는 약 600여 명에 그쳐 수입에 의존하고 있다.

Q 범죄자가 응급실에 실려 왔을 경우 어떻게 하겠습니까?

의료윤리와 개인의 가치관에 마찰이 생겨 회의감이 들 수 있으나, 환자의 배경은 의료인과 관련이 없어야 한다.

Q 낙태에 대해 어떻게 생각합니까?

낙태 시 여성만 책임을 지는 것은 평등하지 못하다는 찬성 측 입장과 최소한의 도덕을 규정해야 하며 출산율을 고려해야 한다는 반대 측 입장이 대립하고 있다.

Q 최근 코로나19로 인한 병동 근무 시간 초과에 대해 어떻게 생각합니까?

자신의 의견을 솔직하게 제시하되, 가치관의 건전성을 의심받을 수 있는 답변은 주의한다.

Q 수술실 CCTV 설치 의무화에 대해 어떻게 생각합니까?

의료사고를 예방하기 위해 설치가 필요하다는 찬성 측 입장과 환자와 의료진 모두의 사생활 침해라는 반대 측 의견이 대립하고 있다.

Q 간호·간병통합서비스 확대에 대한 입장을 말해보세요.

환자의 보호자나 간병인 없이 간호사와 간호보조 인력들이 24시간 환자를 간호하는 제도를 말한다. 개인적으로 간병인을 두기 어려운 환자들을 위해 도입된 제도이며 입원 서비스의 질을 높여 환자들의 만족도는 올라갔으나, 간호사들은 감정노동의 스트레스로 근무환경 개선방안이 필요하다.

Q 미디어 매체에서 간호사를 소비하는 방식에 대해 어떻게 생각합니까?

미디어 매체에서 간호사를 선정적인 이미지로 소비하는 것은 이미 사회에 만연한 간호사 성적 대상화 풍조를 드러낸다. 이는 미디어 매체가 사회적 영향력을 감안하여 사회적 책임을 느껴야 할 것임을 피력한다.

Q PA에 대한 견해와 해결방안을 말해보세요.

의사 파업 당시 PA(Physician Assistant)나 전문 간호사가 의사의 일부 진료 업무를 대행했으나, 불법 행위로 내몰려 사회적 문제로 불거지기도 했다. 2015년 전공의의 주당 최대 수련시간을 제한하면서 전공의 업무 일부를 PA가 맡게 되었다. 반면 전문 간호사는 전문성과 자율성을 살려 환자에게 질 높은 서비스를 제공하지만, 업무 범위가 구체화되지 않아 일부는 불법 의료행위로 간주되고 있다.

3 예의·품행 및 성실성

Q 개인적으로 힘들었던 시기가 있습니까?

노력에 비해 결과가 나오지 않았을 경우 등 극복할 수 있는 사례를 들며, 극복한 방법도 함께 준비하는 것이 좋다.

Q 직업 특성상 자신보다 어린 선배가 존재할 텐데, 어떻게 생활하겠습니까?

나이를 내세우기보다 선배의 경력과 능력을 먼저 생각하며 조직에 융화할 수 있는 방안을 준비하는 것이 좋다.

Q 1분 동안 자기소개 해보세요.

면접의 기본 질문으로, 제출한 자기소개서를 바탕으로 본인의 지원동기와 자신의 가치관을 담도록 한다. 이때, 너무 장황하게 답변하기보다 자신의 장점을 부각시켜 답변하도록 한다.

Q 어떤 아르바이트를 경험이 있습니까?

여러 경험을 해본 것은 좋으나 너무 많은 경우 참을성이 없어보이므로 주의하여 답변하고, 아르바이트가 자신에게 도움이 되었던 점을 밝히는 것이 좋다.

Q 면접 장소에는 언제 도착하였습니까?

평소 태도 및 계획성을 알 수 있는 질문으로 일찍 도착하여 준비했다는 것을 가볍게 언급하는 것이 좋다.

Q 배려는 무엇이라고 생각합니까?

가치관이 드러나는 질문으로, 자신이 생각하는 배려의 정의와 최근에 본인이 배려한 경험을 함께 답변하는 것이 좋다.

Q 간호사는 언제부터 꿈꿔왔습니까?

자신의 소신과 간호사를 선택한 이유를 함께 적용하여 답변하는 것이 좋다.

Q 평소 생활신조는 무엇입니까?

생활신조보다 그를 통해 어떤 영향을 얼마나 받았으며 자신의 삶에 어떻게 적용하고 있는지 답변하도록 한다.

Q 최근 6개월 내에 봉사활동 경험이 있습니까? (봉사활동에 대해 어떻게 생각합니까?)

반드시 크고 대단한 봉사일 필요는 없다. 자신이 생각하는 봉사와 자신의 경험, 그리고 느낀 점을 답변하도록 한다.

Q 자신이 가장 인내했던 일은 무엇입니까?

태도와 성품을 알 수 있는 질문으로, 경험과 함께 자신에게 미친 영향까지 답변하는 것이 좋다.

면접 평가요소별 예상 질문

4 창의력 · 의지력 · 발전가능성

Q 실습 중 배우지 말아야 했던 간호사와 만난 경험이 있었습니까?

선배 간호사의 험담보다는 자신은 어떤 자세로 임할지에 대해 답변하도록 한다.

Q 환자와 간호사가 서로 의견이 충돌될 때에 어떻게 대처하겠습니까?

환자의 이야기를 충분히 듣고 공감과 수용, 의견 피드백 등을 통해 환자에게 이로운 선택이 되도록 진행하여야 한다.

Q 자신의 영어능력을 어떻게 활용하겠습니까?

단순히 외국인 환자를 응대하겠다는 답변보다는 자신이 가진 영어능력으로 전문지식을 보충하는 등 자기개발에 힘쓰겠다는 방향이 좋다.

Q 우리 의료원의 비전에 대해 알고 있습니까?

병원 정보는 미리 숙지하며, 자신의 가치관과 합치하여 지원하였음을 언급하는 것이 좋다.

Q 환자가 소리를 지르고 행패를 부린다면 어떻게 대처하겠습니까?

위기대처 능력을 알 수 있는 질문이다. 환자에게 설득과 회유를 통해 유연하게 대처할 것임을 보여준다.

Q 자신을 동물에 비유한다면 어떤 동물입니까?

게으르거나 개인 성향이 강한 동물보다는 무리 생활을 하며 긍정적인 이미지를 가진 동물에 비유하는 것이 좋다.

Q 오프 날 무엇을 하며 시간을 보내겠습니까?

시간을 어떻게 관리하는지, 외향형인지 내향형인지 알 수 있는 질문이다. 오프 날에 지인을 만난다는 답변도 좋지만 그로인해 다음날 업무에 지장이 있을 것 같다는 인상을 남기지 않도록 주의한다.

Q 스트레스를 해소하는 자신만의 방법은?

환자 또는 선후배 관계 등 다양한 스트레스 요인이 존재한다. 빈번하고 피할 수 없는 스트레스를 건강하고 바람직하게 해소할 수 있도록 한다.

Q 선배 간호사와의 의견이 충돌하였을 때 어떻게 대처하겠습니까?

선배 간호사의 의견과 자신의 역할 및 임무를 파악하고 자신의 의견을 다시 한 번 검토해 본다는 정도가 적절하다.

Q 첫 월급은 어떻게 사용하겠습니까?

자세한 금액을 밝힐 필요는 없다. 경제적 관념을 유추할 수 있으며 대인관계와 소비 취향까지 파악할 수 있다. 부모님이나 고마운 지인, 자기개발에 투자하겠다고 답변하는 것이 좋다.

5   의료인으로서의 정신자세

Q 어떤 마음가짐으로 입사하겠습니까?

의료윤리에 부합하는 마음가짐으로 임하겠다는 답변이 좋다.

Q 간호사에게 필요한 역량은 무엇입니까?

한국간호사 윤리강령 가운데 자신이 중요하게 생각하는 윤리의식과 이유를 함께 제시하도록 한다.

Q 간호사의 역할 중 가장 중요하다고 생각하는 역할은 무엇입니까?

의료 업무뿐만 아니라 병원 행정의 전반을 파악하고 기획, 실행하는 등 간호사의 역할은 다양하다. 한 가지 역할만을 언급하기보다 전반적인 간호 업무를 언급하고 그 중 자신이 중요하게 생각하는 역할과 이유를 제시하는 것이 좋다.

Q 의사의 처방이 잘못되었을 때 어떻게 대처하겠습니까?

간호사 윤리강령에 따라 안전한 간호를 위해 다시 한 번 확인할 것을 요청한다는 답변이 좋다.

Q 자신이 생각하는 바람직한 간호사는 어떤 모습입니까?

자신의 경험과 함께 본받고 싶은 간호사의 모습을 제시하도록 한다.

Q 간호를 어떻게 정의하고 있습니까?

사전적 정의로는 대학의 간호학과를 졸업하고 전문인적 지식과 실무 능력으로 면허를 취득한 의료인이나, 개인적인 견해를 담아 답변하도록 한다.

Q 나이팅게일 선서에 대한 자신의 생각은?

나이팅게일 선서에 대해 개인적으로 느낀 점(나이팅게일이 전하는 정신, 나의 마음가짐 등)을 함께 제시하는 것이 좋다.

Q 간호 업무의 적성과 보수 중 어느 것이 더 중요하다고 생각합니까?

간호사는 특히 소명을 가지고 하는 업무인 만큼 자질과 적성이 중요하다. 적절한 보수가 동기부여가 될 수 있지만 업무 만족도가 우선시 되어야 한다.

Q 친절한 간호는 무엇이라고 생각합니까?

환자의 상태와 입장을 고려하고 적절한 간호중재를 취하는 등 자신의 경험과 견해를 함께 제시하도록 한다.

Q 간호사가 다른 직업과 차별화 되는 가치는 무엇이라고 생각합니까?

국가와 인류사회에 공헌하는 숭고한 사명으로 행하는 직업임을 자신의 견해를 함께 제시하도록 한다.

면접 예행연습

Q 간호사의 역할 중 가장 중요하다고 생각하는 역할은 무엇입니까?

Keyword   #   #   #

Q 최근 코로나19로 인한 병동 근무 시간 초과에 대해 어떻게 생각합니까?

Keyword   #   #   #

면접 예상질문

Q 어떤 마음가짐으로 입사할 것인지 말해보시오.

Keyword   #   #   #

Q 병원 홈페이지에서 무엇을 보았는가?

Keyword   #   #   #

면접 예행연습

Q 환자가 없어졌을 경우 어떻게 대처할 것인가?

Keyword   #   #   #

Q 설사와 탈수에 관련된 간호진단 세 가지를 말해보시오.

Keyword   #   #   #

Q 신규 간호사로서 선후배관계를 잘 적응하고 유지하기 위한 자신만의 능력을 말해보시오.

Keyword   #   #   #

Q 콜과 IV가 빠진 환자 두 상황 중 무엇을 우선으로 처리할 것인가?

Keyword   #   #   #

면접 예행연습

Q 병원에서 가장 중요한 사람과 그 이유를 말해보시오.

Keyword   #   #   #

Q 치매노인을 간호해본 적이 있는가?

Keyword   #   #   #

homepage   goseowon.com
            sojungedu.co.kr
blog   blog.naver.com/goseowongak
instagram   @swk_book

인생에 뜻을 세우는데 있어
늦은 때라곤 없다.

볼드윈

(주)서원각

대표번호 | 070-4233-2507
교재주문 | 031-923-2051
홈페이지 | www.goseowon.com
주　　소 | 경기도 고양시 일산서구 덕산로 88-45(가좌동)
문　　의 | 카카오톡 플러스 친구 [서원각]